박상동 박사의

중풍치료

50년

박상동 · 박세진 공저

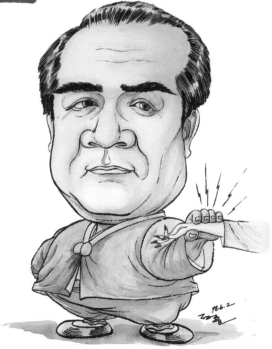

★
BOOK STAR

박상동 박사의
중풍치료 50년

머리말

중풍中風이란 동서를 막론하고 의학계에서 아직 완전 치료하지 못하는 질병으로 간주되고 있는 가운데 중풍 치료만을 고집하며 50년 걸어왔습니다. 왜냐하면 중풍뇌졸중은 환자뿐만 아니라 가족 모두에게 경제적으로나 심리적으로 부담과 고통을 안겨 주는 질병이라서 조금이라도 부담을 덜어줄까 해서 나의 길을 걸어온 것입니다.

세상은 하루가 다르게 변화되고 있습니다. 경제적 사회적 변화에서부터 그에 뒤따르는 문화적 변화 등 시간을 앞질러 변화되고 있습니다. 과거에 구경조차 하기 힘들었던 인스턴트식품을 주식으로 먹게 되고, 끝날 줄 모르고 지속되는 코로나 때문에 자유로운 외출을 하지 못하게 된 지 벌써 2년이 되어가고 있습니다. 집에서 일과 식사, 여가를 모두 해결해야 하는 생활에 익숙해지긴 했지만 갑갑한 마음은 여전하기만 합니다. 길어지는 '집콕'으로 인한 스트레스는 신체에도 이상 징후를 초래하고 있습니다. 운동 부족과 소비 성향의 변화, 온라인 회식, 새로운 생활양식의 도입, 재택근무 등 생활의 변화와 사회적 변화로 자신도 모르게 짜증이 나고 그로 인하여 우울증이 생기고, 모든 것이 마음대로 되지 않으니까 화병이 많이 생기고 있습니다.

모든 질병들은 위험인자가 있기 마련입니다. 이러한 질병의 위험인자는 고혈압, 당뇨, 고지혈증, 동맥경화, 잘못된 식이로 인한 비만, 심장질환 등으로 인하여 중풍이란 질병이 자신도 모르게 찾아옵니다.

　중풍이란 질병에 걸리면 사망하거나 아니면 반신불수가 되어 혼자서 거동을 못 하게 되므로 혼자서 사회생활을 할 수 없어 안타까워하는 분들이 많아 이들의 고충을 덜어드리고자 '중풍은 못 고치는 것이 아니라 안 고치는 것입니다', '박상동 박사의 중풍 이야기'에 이어 제3집으로 '박상동 박사의 중풍 치료 50년'을 내놓게 되었습니다.

　이번에 내놓는 제3집은 50년 동안 중풍 치료를 하면서 그동안 임상 실험과 경험을 토대로 하여 집대성한 것입니다. 중풍 전조 증세가 왔을 적에 즉시 검진을 받으면 예방할 수 있는 질병이 바로 중풍인데 대수롭지 않게 생각하다가 병원을 찾아오는 분들이 많습니다. 그래서 이 책은 중풍이란 병은 어떤 병이며, 증세와 원인, 그리고 응급처치의 요령, 중풍 검진, 중풍 치료 방법, 중풍 예방 등을 꼼꼼히 적었습니다.

　이 책 하나로 중풍으로 고생하는 분들에게 좋은 길잡이가 되었으면 좋겠습니다.

의료법인 제민의료재단 동서한방병원 동서병원

이사장 박 상 동 올림

목차

박상동 박사의
중풍치료 50년

1 중풍의 정의

中
風

1

중풍中風과 뇌졸중腦卒中

중풍은 선천적으로 또는 후천적 원인으로 뇌혈관에 형태학적 변화가 생겨 발병하는 모든 뇌혈관질환을 총칭하는 용어로서 뇌졸중 또는 뇌중풍과 같은 개념의 병명이다. 그런데 우리는 전통적으로 중풍이라는 말에 더 익숙하다. 중풍은 뇌졸중이라는 질환을 포함하지만 보다 더 광범위한 질병들을 포괄하는 개념이다. 중풍을 그리스어로 표현한 옛 명칭이 아포플렉시apoplexy이다. 그리고 중풍의 또 다른 옛 명칭은 뇌혈관 상해를 뜻하는 세리브로바스큐라 액시던트cerebrovascular accident이고, 이 명칭은 아직까지 일반적으로 쓰이고 있다.

중풍에서의 '중'中은 맞을 '총'이라는 뜻으로서 타격을 받게 되는 때의 명중命中에서의 '중'과 같은 뜻이고 '풍'은 바람을 일컬어 부르는 말이다.

한의학에서의 중풍은 질병의 발생과 진행 과정의 전모를 자연계에 비유하여 설명하면서 붙여진 병명일 뿐이고 자연계에서 부는 바람에 의해 중풍이 발병한다는 뜻은 아니다. 한의학에서도 인체를 소우주로 간주하여 신체 내부에 병적인 바람의 기운이 있다고 생각한다. 기압과 온도에 따라 발생하는 자연계의 바람처럼 사람의 몸에서도 음과 양의 기운이 있어 그 음양의 기운이나 기세의 변화에 따라 바람과 같은 기운이 발생한다는 이론이다.

우리 몸에서 음양의 조화가 잘 이루어지고 있으면 미풍이 초목을 자연스럽게 성장시키는 것처럼 인체의 기력과 정력을 아무 탈 없이 정상적으로 유지시키게 된다. 그러나 인체 내에서 음양의 조화와 기운이 혼란을 일으키면 풍이 거세지고 감당하기 어려운 질병을 발생시키게 되는데 이것이 바로 중풍이다.

중풍은 개인뿐만 아니라 가족에게도 크나큰 고통과 시련을 안겨주게 되며 엄청난 사회적 비용을 강요시킨다. 현재 세계적으로 매년 약 4,500만 명이 중풍으로 사망하고 있다. 우리나라에서도 인구 10만 명당 74명의 비율로 사망하고 있어 질병으로 인한 사망 원인 중 단일 질병으로서는 제일 높은 비율의 질병이다.

중풍은 뇌혈관에 구조적 변화가 일어나 막히거나 파열되어 신체 중에서 제일 예민하고 중요한 뇌에 정상적으로 혈액 공급이 이루어지지 않아 뇌 세포의 괴사(壞死: 조직이 국부적으로 죽는 것) 또는 손상을 입게 되는 질병이다. 따라서 중풍은 뇌혈관질환이라고 할 수 있으며, 발병하는 증상은 대단히 갑작스럽고 격렬한 것이 특징이다. 중풍은 갑자기 목숨을 잃게 하거나 졸도, 혼수, 반신불수, 언어장애, 대소변 장애 등 신경계통의 증세를 일으킨다.

한의학에서 말하는 중풍은 뇌졸중뿐만 아니라 안면신경마비, 손발 떨림, 간질, 몸의 동작 등의 각종 신경계통의 장애를 포함하고 있다.

그래서 요즘 한방에서는 중풍을 넓은 의미의 중풍과 좁은 의미의 중풍으로 나누어 설명하기도 한다. 넓은 의미의 중풍은 예전부터 한방에서 사용하는 특유의 개념으로서 뇌졸중을 포합한 각종 신경계통의 질환을 포함하고 있으며, 좁은 의미의 중풍이란 뇌졸중이나 뇌중풍과 같은 의미로 현대에 이르러 사용하고 있는 개념이다.

넓은 의미의 중풍은 너무 광범위하므로 이 책에서는 우리 사회에서 전통적으로 널리 통용되고 있는 중풍을 뇌졸중 또는 뇌혈관질환에 관계되는 질환으로 설명하기로 한다.

뇌는 자체 에너지를 거의 갖고 있지 않기 때문에 심장으로부터 계속 일정한 양의 혈액을 공급받아야 정상적인 기능을 수행할 수 있다. 정상적인 뇌 100g은 1분 동안에 약 50㎖의 혈액을 공급받아야 하지만, 혈류의 양이 10~20㎖로 떨어지면 뇌세포의 기능이 정지된다. 하지만 구조적으로는 온전한 상태를 유지한다. 이때 재빨리 혈액 공급을 재개시키면 정지된 뇌세포의 기능은 회복된다.

그러나 뇌혈관이 막혀 혈류량이 10㎖ 이하로 떨어지는 상태가 2~3시간 지속하면 뇌세포는 완전히 파괴되어 환자는 사망 또는 치명적 후유증을 얻게 된다.

2
뇌의 구조

중풍은 뇌혈관질환이므로 중풍을 설명하기 위해서는 먼저 뇌의 구조와 기능에 대해 알아야 할 필요가 있다. 인간의 뇌는 좀처럼 형태가 변형되지 않고 폐쇄되어 있는 두개골skull 속에 보존되어 있다. 뇌는 몸무게의 2%에 불과한 약 1,200g 정도이지만, 심장에서 내보내는 전체 혈액의 18%와 몸 전체에서 필요로 하는 산소의 약 20%를 사용하면서 우리의 모든 행동과 사고, 감정 및 생물학적 기능을 다스리는 역할을 주관하고 있다. 뇌에는 혈관이 그물처럼 복잡하게 자리 잡고 있으며, 뇌가 정상적인 신진대사를 하려면 하루에 72*l*의 산소와 150g의 포도당을 사용하고, 그 대사의 결과로 발생하는 탄산가스와 유산乳酸을 배출해야 한다. 뇌는 지방으로 되어 있는 두부처럼 연한 조직으로서 경막硬膜, 지주막蜘蛛膜, 연질막軟質膜으로 싸여 있다.

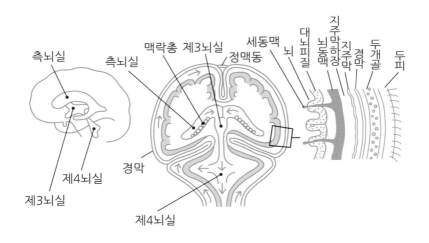

뇌는 좌우 양쪽에 있는 측뇌실側腦室 2개, 제3뇌실, 그리고 제4뇌실의 4개의 부위로 나누어져 있으며, 이것들은 서로 연결되어 있다. 뇌실에 있는 맥락총脈絡叢에서는 수액髓液을 만들고 있다. 수액은 외부의 충격을 흡수하여 완화시키는 작용과 대사代謝의 결과로 생기는 물질을 청소하는 역할을 하는 액체이다.

뇌는 크게 대뇌, 소뇌, 뇌간으로 나누어져 각각의 고유한 기능을 하고 있다. 이 중에서 대뇌는 좌우로 나누어져 있으며, 모든 정보를 종합하여 생각하고 판단하고 기억시키며 실행하는 것을 담당하는 등 우리 인간으로 하여금 만물의 영장에 걸맞은 정교한 정신 기능을 수행하도록 한다.

소뇌는 대뇌의 뒤쪽에 있으며 몸 전체 신경세포의 절반 이상이 모여 있는 부위로서 미세한 운동이나 동작을 조절하고 몸의 균형을 유지하는 역할을 한다. 뇌간은 대뇌의 밑에 있으며 아래로는 척수와 연결되어 체내에서 들어오는 정보나 대뇌에서 전체 몸속으로 보내는 명령은 이곳을 통하게 되어 있다. 그래서 뇌의 줄기라 불리기도 하는데 엄지손가락 만한 크기이다. 또한, 심장중추, 호흡중추 등 호흡, 맥박, 혈압, 체온 등 생명 유지와 직접적인 관계가 있는 중추가 모여 있어 매우 중요한 생명의 중심이 되는 부위에 해당한다. 따라서 뇌간의 기능이 멈춰지면 생명 역시 지탱할 수 없게 된다.

우리 몸의 신경계는 크게 중추신경계와 말초신경계로 나눌 수 있는데, 뇌는 척수와 더불어 중추신경계에 속한다. 즉 뇌는 인체를 다스리는 가장 중요한 장기이기 때문에 뇌의 기능 중 어느 곳이든 손상을 입게 되면, 그 뇌가 지배하는 신체 영역에도 기능 장애가 유발된다.

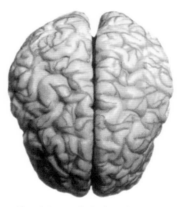

뇌는 좌우 두 개의 반구체半球體로 되어 있다

이러한 뇌의 기능을 유지하는 데 필요한 산소와 영양분을 공급하는 역할을 뇌혈관이 담당하고 있다. 뇌혈관은 그 위치에 따라 앞에 있는 것을 전대뇌동맥, 중간에 있는 것을 중대뇌동맥, 뒤에 있는 것을 후대뇌동맥이라 한다. 이 세 동맥은 목에 있는 경동맥과 추골기저동맥에서 시작되며 뇌의 바닥 부위에서 고리 모양으로 서로 연결되는데 이를 '윌리스환circle of willis'이라 한다.

그런데 뇌의 산소와 영양 공급을 담당하는 이 뇌혈관들이 막히거나 파열하여 발생하는 질환이 중풍이다.

■ 뇌의 구조

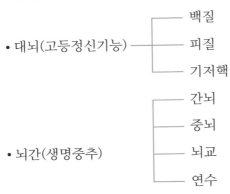

- 대뇌(고등정신기능) ── 백질
                    ── 피질
                    ── 기저핵

- 뇌간(생명중추) ── 간뇌
                ── 중뇌
                ── 뇌교
                ── 연수

- 소뇌(운동, 평형기능)

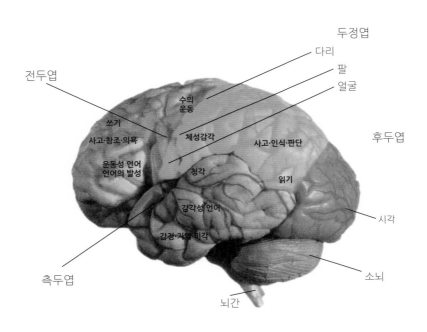

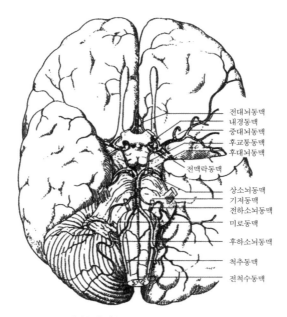

전대뇌동맥
내경동맥
중대뇌동맥
후교통동맥
후대뇌동맥
전맥락동맥

상소뇌동맥
기저동맥
전하소뇌동맥
미로동맥

후하소뇌동맥

척추동맥
전척수동맥

대뇌동맥륜(大腦動脈輪, Circle of Willis)

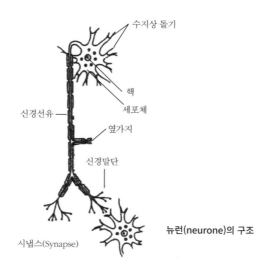

수지상 돌기

핵
세포체

신경선유

옆가지

신경말단

뉴런(neurone)의 구조

시냅스(Synapse)

3

뇌신경세포

뇌는 뉴런Neuron이라는 신경세포 단위로 이루어져 있으며 하나의 신경세포에서 가늘고 미세한 선을 따라 다른 신경세포로 투사 또는 접촉하는 생물학적 전기신호와 수단으로 뇌의 모든 신경세포와 교신하며 서로의 활동을 조절하게 된다.

　뇌신경세포는 뇌신경 시스템의 통제센터의 역할을 하는 세포체로서 고성능 현미경으로만 볼 수 있는 대단히 미세한 생명체이다. 각각의 세포는 몸체를 이루는 중심 부분과 축삭軸索이라는 긴 꼬리 부분axon, 나뭇가지처럼 여러 갈래도 돋아나 있는 수지상 돌기(樹枝狀突起: dentrite)로 이루어져 있다. 뇌세포는 수지상 돌기를 통해 다른 세포로 전기신호를 전도傳導하는 뇌신경 네트워크의 경이로운 기능을 수행한다.

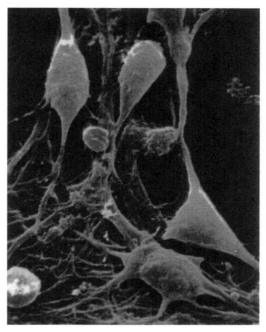

An electron microscope picture of a group of neurons
전자현미경으로 본 뇌신경세포

　사람들이 생각하고, 움직이며, 듣고, 보고, 이야기하며 다양한 감정
을 표출할 수 있는 것은 뇌신경세포에서 발신하는 지령이 있어야 가능
하다. 뇌세포가 수상돌기를 통해 다른 세포로 메시지를 전달하려고
접속하는 세포와 세포 사이의 자극 전달부를 시냅스synapse라 한다.

　시냅스는 신경세포와 신경세포 사이의 미세한 틈새이고, 이 사이를
건너 전기적 신호로 된 정보가 전달되는데 이것을 시냅스 연결이라
한다. 따라서 시냅스 연결은 두뇌 정보의 전달 경로인 동시에 신경세
포의 연결 패턴을 결정하는 장소이다.

① 뇌혈관 폐색

내경동맥목안쪽, 중대中大 뇌동맥, 전대뇌동맥앞쪽, 후대뇌동맥뒤쪽, 척추뇌저동맥 등의 굵은 혈관이 아테롬atheroma 혈전성 또는 심원성心元性 색전으로 막히면 그 혈관들이 보양하고 있는 부위에 비교적 커다란 경색이 유발하게 된다.

내경동맥 계열에서 생기는 폐색이 비교적 많이 발생하고 있으며, 대뇌와 기저핵부에 경색이 일어나면 한쪽 마비, 언어장애 때문에 대뇌반구증상을 나타내게 된다.

척추동맥 계열에서의 폐색은 소뇌와 뇌간부에 경색을 일으켜 현기증, 운동실조 등의 소뇌증상 또는 시야장애를 야기시킨다.

② 뇌의 크기와 지능

현대 인류의 뇌 용량은 1400㎤ 정도이다. 그러나 150만 년 전의 고대 호모 에렉투수는 900㎤가량이었다. 이것을 근거로 판단하면 일반적으로 뇌의 용량이 클수록 지능이 높아진다는 것으로 생각할 수 있다. 하지만 4만 년 전 크로마뇽인은 현대인과 비슷한 1300~1400㎤였으며, 1만 년 전의 네안데르탈인은 1500~1750㎤으로 현대인보다 더 컸다는 것이 사실이고, 현대인의 남자 뇌는 1350~1400㎤, 여자는 1200~1250㎤이기 때문에 남자는 여자보다 더 똑똑해야 하고 네안데르탈인은 현대인보다 두뇌가 더 우수해야 마땅할 것이다. 또한, 천재 물리학자 아인슈타인의 뇌는 1230㎤에 불과했다는 것을 고려하면 뇌의 크기와 지능의 관계는 여러 측면에서 평가해 봐야 할 것이다.

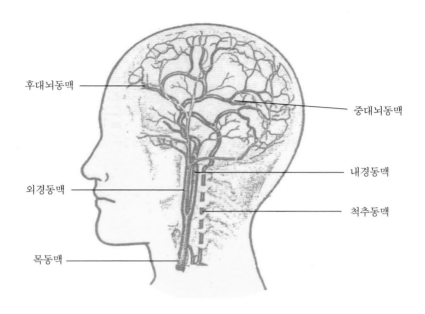

후대뇌동맥

중대뇌동맥

내경동맥

외경동맥

척추동맥

목동맥

 뇌의학을 연구하는 학자는 수학적 능력과 공간지각력空間知覺力을 좌우하는 뇌의 두정엽 부분에서 아인슈타인의 경우 일반 사람보다 15% 넓었다고 한다. 이것을 근거로 뇌의 지능은 크기와 무게보다 신경세포의 밀도와 연관이 있을 것이라는 주장이 나오고 있다.

 결론적으로 지능은 뇌가 커야 하는 것과 동시에 뇌를 사용하는 방식이 중요하고, 또한 계속 활용하고 운동을 시켜야 똑똑해진다는 것이 분명하다고 한다.

 한편 뇌의 무게는 출생할 때의 신생아는 약 350g이고 일 개월 후에는 420g으로 늘어나고 일 년이 되면 700g으로 커져서 성인의 뇌의 2분의 1정도로 된다. 어린이가 일곱 살에 이르면 뇌의 무게와 크기는 어른과 거의 같아지고 뇌의 신경세포인 뉴런의 숫자도 최대치에 도달

한다. 그리고 뉴런은 더 이상 분열하지 않고 평생토록 사멸죽음 또는 기능상의 휴지休止를 계속한다. 이처럼 활동을 멈추는 뉴런의 숫자는 30세 이후 하루에 10만 5,000여 개씩 누적되어 간다.

인간의 뇌의 효율성이나 기능은 뉴런과 뉴런의 상호작용 및 뉴런 사이를 연결하는 시냅스의 역할에 따라 달라진다.

한편 40세가 넘으면 뇌의 크기와 무게가 10년마다 5% 정도씩 감소한다. 그러나 나이가 들어도 지적 자극이 계속되면 뇌의 활동은 어느 정도 왕성함을 잃지 않게 된다. 뇌는 나이와 함께 퇴화하지 않을 수 없다. 하지만 나이와 함께 축적되는 지식과 경험으로 판단력과 분석력은 더욱 향상되고 경험하지 않은 분야에 도달하려는 정신작용인 사유思惟의 폭도 넓어지게 된다.

4
뇌혈관질환의 분류

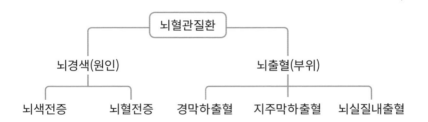

종류	원인	증상	예후
일과성 뇌허혈 (TIA)	저혈류, 색전증, 심장병, 뇌경색, 고혈압	일시적인 반신마비, 언어장애, 감각장애	후유증이 없고 사망률이 낮다.
고혈압성 뇌증	심한 고혈압	갑작스런 두통, 오심, 구토, 경련 발작, 착란, 혼수, 혼미	후유증이 없고 사망률이 낮다.
뇌혈전증	혈관질환, 고혈압, 동맥경화, 당뇨병 고지혈증, 비만	증세가 뇌색전증에 비해 완만히 발증하고 주로 안정 시에 온다. 반신마비, 의식장애, 언어장애, 감각장애, 대소변 장애	사망률은 낮지만 후유증을 남긴다.
뇌색전증	주로 심장질환, 수술 시에도 발생할 수 있다	증세가 갑작스럽고 주로 활동 중에 발증하며 심장의 기능이 안 좋다. 반신마비, 의식장애, 언어장애, 감각장애, 대소변 장애	사망률은 낮지만 후유증을 남긴다.

뇌실질내 출혈	고혈압, 심장병, 동맥경화, 동맥기형, 두부외상, 과로 등	중세가 갑작스럽고 주로 활동 중에 발증한다. 안면홍조, 가끔 구토, 혈압 상승, 의식장애 심함, 항강, 반신마비, 언어장애, 대소변 장애	사망률이 높고 뇌경색에 비해 후유증은 적다.
지주막하 출혈 (SAH)	두부외상, 뇌동맥류, 동정맥기형	증세가 갑작스럽고 주로 뇌압항진 중세가 두드러지며 마비가 거의 없다. 두통 어지럼증 목이 많이 뻣뻣함, 오심과 구토 동반	사망률은 비교적 높다. 수술후 후유증은 적은 편
경막하 출혈	주로 두부 외상	급성은 외상 후 갑작스런 의식 장애, 뇌압항진, 사망, 만성은 외상 후 시일이 지나 점차 반신마비 언어장애, 뇌압이 항진됨.	급성의 사망률은 50%, 만성은 낮다. 수술 후 후유증은 적은 편

5
젊은이의 중풍

중풍은 나이가 들수록 발병률이 높아지는 질병이다. 우리나라의 통계에서도 50대 이후에서 중풍에 의한 사망률이 다른 질환에 비해 현저히 높은 것으로 나타났고, 나이가 많을수록 더 높아진다고 한다.

그러나 요즘 들어 뇌혈관 기형이 아닌데도 30~40대의 젊은 층에서 중풍이 늘어나고 있다. 이것의 원인을 생각해 보면 다음과 같다. 근래에 음식이 풍족하고 기름기 있는 음식을 예전보다 많이 섭취하게 되어 젊은 나이에도 비만과 고지혈증이 늘고 있기 때문이다. 또 각종 공해와 스트레스, 격무 등이 혈액을 일찍 탁하게 만들어 중풍의 발병 연령을 점점 빨라지게 하고 있다. 이와 같은 현상은 식생활의 서구화로 뇌혈관질환의 발병이 서구형으로 바뀌고 있음을 시사하는 것이다. 대한뇌혈관외과학회는 1990년대 초 뇌출혈의 2.15배였던 뇌경색이 2000년대에는 4.78배나 많아지고, 중풍의 80% 정도가 뇌경색이라고 밝히고 있다. 이어 학회는 노인만이 중풍에 걸린다는 생각은 잘못이다. 고혈압과 비만 흡연으로 중풍환자의 연령이 낮아지고 있다고 밝히고 있다.

젊은이들은 뇌내출혈이나 모야모야혈관출혈 그리고 지주막하출혈에 의한 중풍이 대부분이고 허혈에 의한 뇌경색은 많지 않다.

한편 소아기의 어린이들은 뇌혈관의 협착이나 폐색 때문에 주관동맥이 좁아져 혈액을 충분하게 공급하지 못하게 되면 허혈발작을 일으킨다. 어린이들이 심하게 울고 난 후, 또는 뜨거운 음식을 먹은 후, 운동을 한 후에 뇌허혈발작을 일으키고 있다. 이것은 과격한 호흡으로 뇌혈관을 수축시켜 일시적으로 혈류를 격감시키기 때문에 일어나게 된다.

뇌동맥기형이나 동맥류혹이 있는 젊은이들은 유입 동맥에서 나이더스nidus가 뇌가 아닌 경막 내에 있어 유출 정맥이 정맥에 직접 유입되어 일어나는 두개내압항진이나 지주막하출혈을 일으키게 된다.

[젊은이에게 나타나는 중풍]

모아모야병	원인은 뚜렷하게 밝혀지지 않았고 병리적 소견으로는 동맥 끝부분이 섬유화되어 동맥 내 공간이 좁아지거나 막히게 되는 것이다. 20세 이하에서는 주로 허혈 증상으로 반신 마비, 언어장애, 경련, 저능아동의 증상이 나타나고 20세 이상에게는 혈관 파열로 인한 지주 막하출혈이 많고 반신마비, 언어장애, 의식장애, 구토, 두통, 경련성 발작, 지각 이상 등이 나타난다.
동정맥기형	모세혈관 없이 동맥이 직접 정맥에 연결되어 형성된다. 모세혈관은 동맥이 혈압을 낮추어 정맥으로 들여보내는 기능을 하는데 동정맥이 직접 연결이 되면 동맥의 혈압이 정맥으로 그대로 전달된다. 혈관 중앙의 혈관벽이 얇아지게 되고 출혈이 쉽게 발생된다. 동정맥기형은 뇌의 어느 부분에서도 있을 수 있으며, 두통, 국소적 신경 결함을 발생시킨다. 출혈되지 않고 경련 발작을 일으키는 경우가 있다.
동맥류	동맥벽이 혹 모양으로 커진 상태를 말한다. 선천적으로 혈관을 강하게 하는 조직내탄 성판이 결여된 부분아 많은 사람에게서 생긴다고 한다. 즉 이런 사람이 혈압 등의 영향을 받아서 혈관의 약한 부분 일부가 풍선처럼 부풀어서 뇌동맥류가 만들어진다. 이것아 파열되면 지주막하출혈 증상을 일으킨다. 파열되면 급격한 혈압 상승으로 극심한 두통, 구토, 운동장애 등이 나타나고 심하면 사망하게 되기도 한다.

6

중풍과 유전

부모가 중풍에 걸렸다면 그 자식들도 반드시 중풍에 걸리는 것은 아니지만 중풍에 걸릴 확률은 높아진다. 즉 중풍은 유전적인 경향을 가지고 있다는 것이다. 특히 뇌혈관기형 및 뇌동맥류 등에서는 가족력의 소인이 보인다. 호흡기가 약한 집안이 있고 소화기계통이 약한 집안이 있다. 의학적으로 보면 중풍뿐만 아니라 당뇨, 고혈압, 알레르기, 암 등 많은 질환이 유전적인 소인을 가지고 있다. 그러므로 부모가 중풍에 걸렸다면 중풍에 대한 예방이 필요하다.

하지만 부모가 중풍에 걸리지 않았어도 중풍의 예방을 위해 노력해야 한다. 실제로 중풍으로 입원한 환자 중에서 가족력이 없는 환자가 있는 환자보다 더 많은 것으로 나왔다. 이것은 중풍은 가족력도 중요하지만 평소의 생활습관이 더 중요하다는 것을 말한다. 요즘처럼 평균 연령이 늘어나고 성인병이 많아지는 때에는 누구에게나 올 수 있다. 그러므로 규칙적인 건강검진(중풍 검진)을 통해 고혈압, 심장병, 당뇨 등 성인병 및 중풍에 대한 예방에 주의를 기울여야 한다.

中
風

7

혈압과 중풍 그리고 맥압脈壓

① 사람은 혈관에서 늙는다고 한다. 그리고 혈관과 혈압은 중풍과 직접적이고 밀접한 관계에 있다. 중풍은 혈관에서 발생하는 혈압의 문제인 동시에 제일 큰 위험인자다.

② 조절 가능한 중풍의 위험인자 중의 첫째가 고혈압이다. 고혈압은 거의 증상이 없고, 치료하지 않고 무심코 지내다 중풍이 발병하면 비로소 혈압에 관심을 갖게 되는 것이 일반적이다.

고혈압은 신장병이나 부신副腎의 종양에 기인하여 발생하는 2차성 고혈압과 연령이 많아짐에 따라 40~50대에서 시작되는 본태성 고혈압이 있다. 고혈압은 정상 혈압의 사람보다 중풍 발생률이 3~6배 높아진다. 최근의 데이터에 의하면 수축기 혈압을 5㎜ 정도 내리는 것만으로도 중풍에 걸릴 위험이 42% 정도 감축된다는 결과가 발표되어 있다.

종전에는 확장기 혈압이 높다는 것만을 문제시하면서 고령자에게 수축기 혈압이 높다는 것은 나이가 많아짐에 따라 일어나는 혈관의 경화에 대한 일종의 대상작용이기 때문에 애써 치료할 필요는 없다는 생각이었다.

그러나 미국 역학 연구로 유명한 프라밍감연구의 결과, 최저혈압치보다도 최고혈압치가 심장의 관동맥사冠動脈死의 위험과 보다 긴밀하게 연관되어 있다는 것을 알게 되었다.

또한, 최저혈압치는 50대 전반까지는 높아지지만 60세가 넘으면 오히려 저하되는 경향이 있다고 한다. 반면 최고혈압치는 연령과 더불어 상승을 계속한다. 그리고 최저혈압치가 정상 범위라 해도 최고혈압이 높으면 심혈관계질환의 위험을 초래하게 된다.

그러므로 현재는 최고혈압이 중요시되고, 심혈관의 장애를 포함한 위험 요인을 경감시키는 방법으로 최고혈압을 적극적으로 내리게 하는 것이 대단히 효과적이라 한다.

혈압은 혈관의 탄력, 수분, 염분에 좌우된다. 고혈압을 어느 정도까지 치료할 것인가 그리고 어느 수준까지 내릴까 하는 문제는 중요하다.

종전에는 수축기 혈압을 165㎜/hg 이하, 확장기는 90㎜/hg 이하를 정상이라 했으나 최근의 세계보건기구WHO, 국제고혈압학회ISH의 가이드라인에 의하면 제일 이상적인 혈압은 120㎜/hg~80㎜/hg 이하이고 135㎜/hg~85㎜/hg 이하를 정상 영역으로 정해 놓았다.

③ 그 밖에 최근에는 맥압脈壓에 관심이 많이 쏠리고 있다. 맥압은 최고혈압과 최저혈압의 차差를 나타내는 수치로서 120㎜/hg~80㎜/hg의 혈압인 경우 그 차에 해당하는 40㎜/hg를 넘으면 그 사람은 높은 리스크의 고혈압 환자가 되며, 특히 50세를 넘으면 최저혈압치보다도 맥압이 새로운 위험요인으로 대두된다.

맥압은 아테롬atheroma성 동맥경화 진단의 기준이 되고 있다. 예를 들어 혈압 170㎜/hg~110㎜/hg의 환자보다도 170㎜/hg~70㎜/hg의 사람이 맥압이 크기 때문에 주의를 해야 한다.

맥압은 동맥경화의 진전을 반영하여 크게 벌어진다고 한다. 따라서 적어도 고령자는 맥압이 크다는 자체가 위험요인이 되어 있다는 것을 인식할 필요가 있다.

고령자는 최저혈압이 다소 높아도 맥압이 적고 최고혈압이 높지 않으면 크게 염려하지 않아도 된다는 것이다. 다시 말하면 최고혈압이 140㎜/hg 이하로서 최저혈압이 90㎜/hg 전후라는 것은 대동맥의 탄력이 아직 유지되어 있어 혈관이 비교적 건강하다고 판단할 수 있다.

고혈압 환자의 중풍 발생률이 높아지는 원인 중에는 혈압이 높아져서 혈관이 파열되는 뇌출혈로 인한 뇌경색이 발생하기 쉽기 때문이다.

그 밖에도 혈압은 높지 않으나 심장질환, 부정맥, 뇌동정맥기형, 모야모야병, 혈액질환, 뇌종양, 출혈성 질환 등이 있는 사람은 중풍이 발생할 확률이 높아진다.

8
뇌와 혈액 그리고 자동능

심장에서 압출되는 혈액은 동맥을 통해 신체의 각 부분으로 배송된다. 혈관은 본 줄기에서 갈라져 가지의 형태로 점점 가늘어져 모세혈관이 되어 각종 장기에 영양분과 산소를 공급한다. 장기들은 영양분을 사용하고 분해된 노폐물과 탄산가스는 모세혈관에서 정맥을 통해 심장으로 되돌아와 다시 폐, 신장, 간장 등을 순환하고 있는 동안에 산소와 영양분을 보충하여 심장으로 오는 1차 순환을 완료한다.

뇌는 대량의 에너지와 산소를 소모하지만 그 영양원인 포도당glucose을 축적할 수 없다. 따라서 끊임없이 1분에 약 700㎖ 분량의 많은 혈류를 공급받아 산소와 포도당을 사용하고 탄산가스와 유산乳酸 등을 배출해야 한다.

뇌가 공급받는 혈액은 심장에서 내보내는 전체 혈액의 약 20% 정도가 된다. 체중의 2% 정도에 지나지 않는 뇌가 그처럼 많은 혈액을 공급받고 있다.

인체에서는 약간의 혈압 변동이 생겨도 동맥이 수축 또는 확장되어 말초저항末梢抵抗을 증감시키기 때문에 혈류는 일정하게 유지된다. 이 것을 자동능自動能이라 하며, 최고혈압이 80~180㎜/hg의 경우에는 뇌 순환 혈류는 정상적으로 유지될 수 있다.

2 중풍의 증상과 장애

中
風

1

중풍의 증상

중풍을 예고하는 증상, 즉 중풍이 일어날 징후나 조짐 등을 중풍
의 전조라 한다. 허준의 《동의보감》에 엄지손가락과 집게손가락이 저
리거나 마비되는 듯하고 손가락의 움직임이 원활하지 못하면 3년 이
내에 중풍이 온다라고 했다.

중풍의 예고 증상은 아주 가느다란 뇌혈관이 잠시 동안 막히거나
일시적으로 뇌압이 오르기 때문이다. 그대로 방치해 두면 중풍으로
발전할 수도 있다. 모든 병은 일찍 발견할수록 치료의 가능성이 높아
진다. 특히 고혈압, 당뇨병, 심장병, 고지혈증 등의 중풍의 위험인자가
있는 경우에 놀 몸의 변화를 주의 깊게 살펴볼 필요가 있다.

중풍 전조의 가장 일반적인 증상은 다음과 같다.

① 한쪽 얼굴이 둔하고 손발이 저리거나 힘이 빠지는 느낌이 든다.

② 한쪽 손에 힘이 없어 물건을 떨어뜨리거나 다리가 맥없이 후들 거려 비틀거린다.

③ 갑자기 말을 더듬거나 혀가 굳어지는 것 같고 말이 둔해지며 마음대로 혀가 움직여지지 않는다.

④ 한쪽 눈이 침침하여 잘 보이지 않고 물체가 둘로 보인다. 또 시야가 좁아진 것 같다.

⑤ 얼굴이 한쪽으로 쏠리는 듯하고 뻣뻣하며 감각이 둔하다.

⑥ 갑자기 현기증이 나서 아찔하다는 느낌과 함께 속이 메슥거리고 구토를 한다.

⑦ 두통이 없었는데 갑자기 심한 두통이 느껴진다. 두통이 보통 때의 통과는 다른 통증으로 느껴진다.

⑧ 귀에서 소리가 나고 갑자기 안 들리기도 한다. 또 입맛을 전혀 모르고 자신도 모르게 침을 흘린다.

⑨ 건망증이 심해지고 멍청해진 듯하다.

⑩ 뒷목이 뻣뻣하고 머리가 무겁다.

중풍의 증상은 원인, 손상된 뇌의 부위와 상처의 크기에 따라 다양하게 나타난다. 뇌혈전증은 증상이 서서히 단계적으로 나타나지만 뇌출혈과 뇌색전증은 증상이 갑자기 심하게 나타난다. 중풍의 증상은 약 2~7일 정도 진행될 수 있으며 그 이후 차차 안정되기 시작한다.

중풍의 증상은 뇌압항진증후군과 뇌세포의 기능 마비에 의해 나타난다. 뇌압항진증후군이란 뇌압, 즉 뇌의 압력이 높아져서 생기는 증상들을 말한다. 뇌는 두개골에 둘러싸여 있으며 척수와 연결되는 부위에 구멍이 하나 있다. 뇌가 자리 잡고 있는 공간은 일정해서 만일 뇌에 부종, 출혈, 종양 등으로 뇌의 크기가 불어나면 뇌는 압력을 받아서 밑에 있는 구멍으로 빠져나가려고 하는 뇌 헤르니아hernia 현상이 일어난다.

뇌의 가장 밑에는 척수와 연결되는 연수가 있다. 연수는 뇌간에 포함되며 우리의 생명을 관장하는 중요한 기관으로서 이곳에는 구토, 호흡, 맥박과 체온을 관리하는 중추가 모여 있다. 뇌가 압력을 받아 밑으로 밀려나면 이 연수가 뇌의 헤르니아 현상 때문에 압박을 받아 기능장애를 일으킨다. 이때 여러 가지 증세가 나타나는데 이를 뇌압항진증후군이라 한다.

뇌압이 높아지면 목이 뻣뻣해지고 어지럼증, 두통이 생기고 심해지면 오심 구토를 하게 된다. 더욱 악화되면 호흡이 거칠어지면서 정신을 잃고 쓰러진다. 더욱 심한 경우는 갑작스런 사망에 이르게 된다.

이런 뇌압항진은 고혈압성 뇌증, 대량의 뇌실질내 출혈, 지주막하출혈, 경막하출혈, 뇌경색에 의한 뇌부종, 뇌수종, 뇌종양에 의해 야기된다. 뇌압항진이 나타나면 생명을 잃을 수 있는 매우 위험한 상태이므로 지체 없이 병원에서 뇌압을 낮추는 치료를 받아야 한다.

2
중풍의 장애

① 의식장애

중풍의 중세가 심할수록 의식장애도 심해진다. 뇌출혈이나 뇌경색의 상처 부위가 클 때나 뇌간이라는 부위에 장애가 있을 때 의식장애는 특히 심하다. 중풍이 갑자기 발생하여 큰 소리로 환자의 이름을 불러도 겨우 눈을 떴다가 다시 잠만 자려 하거나, 신체의 예민한 부위를 꼬집어야만 겨우 반응을 보이는 경우, 또는 전혀 아무런 반응을 보이지 않는 환자의 의식장애는 위급한 상황을 반영하는 것이다.

이런 환자의 눈에 빛을 비추어 보면 동공이 커져 있거나 아주 작아져 있고, 빛에 대한 동공 반사작용이 나타나지 않는 경우가 많다. 이런 경우는 중풍이 아주 심하게 온 것으로서 생명이 위험한 상황에 해당한다.

② 반신불수

가장 많은 중풍의 후유증으로서 몸의 왼쪽이나 오른쪽 중에서 어느 한쪽의 팔다리를 제대로 쓰지 못하고 한쪽에 힘이 없어서 운동장애, 보행장애가 생기게 된다.

왼쪽 뇌에 병변이 오면 오른쪽에 마비가 오고, 오른쪽 뇌에 병변이 들면 왼쪽을 못 쓰게 된다.

③ 언어장애

뇌에서 언어를 담당하는 부위에 장애가 생겨 언어 기능, 즉 말하고 듣고 읽는 능력에 문제가 생기는 실어증과 또 하나는 뇌의 운동을 담당하는 부위에 장애가 생겨 발성 근육인 입술, 혀, 목 등의 근육이 마비되어 정확한 발음을 할 수 없는 구음장애가 있다.

우리의 언어생활에는 단계가 있다. 먼저 듣거나 보는 것을 언어로 해석해서 이것에 대응하는 생각을 하게 된다. 적당한 대답을 생각했으면 그것을 다시 언어로 발설한다. 이것을 음성으로 만들어 내는 기관인 성대, 혀, 입술 등을 통해서 말로 표현하는 것이다. 실어증은 앞의 단계, 즉 언어를 이해하고 대답을 생각하며 다시 언어로 발설하는 단계에서 뇌의 기능이 마비된 것이다. 따라서 전혀 말을 못 하거나 또는 질문에 대한 이해를 못하고 엉뚱한 대답을 하기도 한다.

듣고 이해하는 기능은 있지만 음성을 만들어 내는 기관이 마비되어 뜻은 정확하나 발음이 부정확한 증상을 구음장애라 한다. 특히 우측에 마비가 있을 때 언어장애가 심한 경우가 많다.

④ 감각장애

몸을 만지면 마치 남의 살처럼 느껴지거나 저리고 아프며 벌레가 기어 다니는 듯한 불쾌한 느낌이 들고, 차거나 뜨거운 것도 구별할 수 없는 장애다.

⑤ 두통

중풍으로 뇌가 손상되고 뇌압이 높아지면 심한 두통이 나타나게 되는 데 대개 뇌출혈의 경우에 많다.

⑥ 어지럼증

뇌간이나 소뇌에 중풍이 발병하면 마치 술에 취한 듯 주위의 모든 것들이 빙빙 돌아서 균형을 잡지 못하고, 차멀미처럼 속이 울렁거리고 토하기도 하는 증상이 나타난다. 중풍 초기에 뇌압이 높으면 어지럼증이 나타나는 경우가 많다.

⑦ 구토와 메스꺼움

중풍이 발병하면 뇌조직이 붓게 되는데 이로 인하여 뇌압이 올라가 계속 토하거나 속이 메스꺼워 뒤틀림이 계속된다.

⑧ 안면마비

대뇌의 운동 영역에 중풍이 생기면 안면신경이 장애를 받아 얼굴과 입이 비뚤어지고 침이나 음식이 흘러내리는 증상이 나타난다. 이를 중추성 안면 신경마비라 하며 뇌가 아닌 말초의 신경이 마비되어 발생하는 말초성 안면 신경마비와 구별하고 있다.

⑨ 운동실조증

팔다리에 힘이 있어도 균형을 잡지 못하고 비틀거리며 미세한 손놀림을 못 하는 경우 이를 운동실조증이라 한다. 우리 몸의 운동을 조정하고 통합하는 기능이 마비되어 나타나는 현상으로서 대개 소뇌나 뇌간의 장애에서 비롯된다.

⑩ 연하장애嚥下障礙

음식을 삼키는 근육이 마비되어 음식물을 삼키기가 어렵고 사레가 심하게 드는 것을 연하장애라 한다. 이때 음식이나 약을 억지로 먹이면 음식이 기관지나 폐로 들어가 흡입성 폐렴을 일으키기 때문에 입으로는 어떤 음식도 먹이지 않도록 해야 한다.

⑪ 대소변 조절장애

대소변이 잘 나오지 않거나 자신도 모르게 실금 상태에 빠진다. 중풍 초기에는 장의 기능이 마비되어 변비가 되는 경우가 많다. 중풍은 신체 외부의 팔다리만 마비되는 것이 아니라 내부 장기의 기능에도 마비를 일으키는 장애를 동반한다.

⑫ 치매

기억력, 판단력, 계산력 등이 저하되어 지능의 감퇴 현상이 나타나는 증상이다. 흔히 노망이라고도 하는 장애로서 뇌혈관의 여러 곳이 막혀 생기는 증상이다. 이와 같은 장애를 혈관성 치매라 한다.

치매는 중풍과 같은 병이 아니다. 다만 중풍이 반복적으로 발병하면 뇌 기능이 전반적으로 감퇴하여 치매 증상이 유발될 수 있다.

중풍을 뇌의 광범위한 부위의 신경세포가 침해당하게 되면 뇌의 고등기능이 마비되어 치매를 초래하게 된다. 그러나 알츠하이머병과 같은 퇴행성 치매와 달리 뇌경색을 치료하면 상당히 호전되고 악화되는 것을 예방할 수 있다.

⑬ 호흡장애

뇌 혈액순환에 장애가 생기면 뇌가 붓게 되어 머릿속의 압력이 증가하고 그 압력으로 뇌의 헤르니아_{탈퇴} 현상이 일어나 호흡중추인 연수를 압박하게 된다. 뇌압 때문에 호흡은 빨라지고 불규칙하게 되어 심하면 사망에 이르기도 한다.

⑭ 하품

중풍 초기에 하품을 많이 하는 경향이 있다. 뇌로 가는 혈액과 산소의 공급이 감소되어 이에 대한 보상작용으로 하품을 자주하게 된다. 이것은 많은 산소를 뇌에 공급해 주기 위한 반응이다.

졸도하여 정신을 잃는 상황이 모두 중풍은 아니다. 통증이나 두려움, 불안 등으로 혈압이 갑자기 떨어져 뇌로 가는 혈액이 적어지면 쓰러지는 경우가 많다. 그 외에 앉아 있다가 일어설 때 갑작스런 혈압의 저하로 쓰러지기도 하며, 히스테리, 불안 및 공황장애를 일으켜 호흡량이 너무 많아지면 졸도하기도 한다.

빈혈에 의한 쇼크, 간질 발작, 고혈당 및 저혈당 혼수, 심장질환 등 중풍처럼 졸도를 일으킬 수 있는 병은 많다. 특히 한방에서는 정신적인 충격에 의해서 졸도하는 것을 중기증中氣證이라 하여 중풍과 구별하고 있다.

3 중풍의 원인 및
응급조치

中
風

1
중풍의 원인

❖ 중풍의 원인은 풍風·화火·담痰·허虛에서 비롯된다.

'풍'은 바람이다. 바람이 나무를 쓰러뜨리듯 인체에 명중하면 질병
을 야기시킨다. 이와 같은 풍사風邪를 한방에서는 외풍外風과 내풍內
風으로 나누고 있으며, 외풍은 외부에서 들어온 나쁜 기운의 바람으
로서 인체가 영향을 받으면 감기나 몸살을 일으키는 감염성 질환을
앓게 된다. 그러나 외부의 바람이 중풍의 직접적인 중요한 원인은 아
니다.

내풍은 인체 내부에서 만들어지는 바람으로서 인체의 대사장애나
신경의 과다한 부담에 의해서 스스로 만들어 내는 나쁜 기운의 바람
을 지칭한다. 이러한 내풍은 바로 중풍의 원인이 된다.

'화'는 불을 말하며 우리가 일반적으로 화병이라 할 때의 화를 말

한다. 즉 신경을 많이 쓰거나 스트레스를 많이 받으면 인체의 기운이 제대로 순환하지 못하고 한 곳에 뭉치게 된다. 이렇게 뭉친 기운이 화를 발생하게 하여 머리 위로 올라가게 되면 안면이 붉어지고 가슴이 두근거리며 어지럽거나 식은땀을 흘리는 등의 증세가 나타난다. 이것이 바로 화병이다.

화가 심해지면 심장의 기능이 약해지고 혈액순환의 장애가 생겨 중풍을 일으키게 되는 것이다.

'담'은 한방에서 습담이라는 비생리적인 체액을 말한다. 그리고 감기에 걸리면 가래가 많아지는데 이것을 담이라고 한다. 이런 담은 호흡기에만 생기는 것이 아니라 우리 몸 어디에도 생길 수 있다.

우리 몸속의 어느 장기든 체액을 분비한다. 눈에는 눈물, 입에는 침, 위에서는 위산 등등이 분비된다. 그런데 이러한 장기들의 기능이 비정상적인 체액을 생성하는 기전에 이상이 생기고 비생리적인 체액을 만들어 내게 되는데 이것을 통틀어서 한방에서는 담이라 한다.

또 한방에서 담이라고 하는 것은 혈액 속에도 있을 수 있다. 혈액도 인체 내에서 생성하는 체액이기 때문이다. 혈액을 만드는 기전에 이상이 생겨 정상적인 혈액을 만들어 내지 못한다면 그것도 담이라 말할 수 있다. 한방에서 말하는 중풍의 원인 가운데 담은 이 혈액 속의 담을 말하며, 현대의학의 고지혈증, 고혈당증과 유사하다.

'허'는 허약하다는 의미로서 기운의 허약과 노화 현상을 함께 표현하는 것이다. 우리 몸에 기가 허약하면 당연히 혈액순환이 잘 되지 않아 혈액 속에 찌꺼기가 많이 쌓이게 된다. 이에 따라 각 장부가 필요한 영양분을 활발히 공급받지 못하고 긴밀한 상호작용을 하지 못하게 되어 기능 저하에 빠지게 되는 중풍이 발병하기 쉬운 상태로 된다.

이처럼 한방에서는 중풍의 원인을 인체 생리 현상의 부조화에 의해서 발생한다고 보고 있다.

2
중풍의 위험인자

① 고혈압

고혈압은 중풍의 위험인자 중 제1순위에 해당한다. 고혈압은 동맥 속을 흐르는 혈액이 혈관벽에 미치는 저항이 지속적이고 지나치게 높은 것을 말한다. 고혈압은 그 자체가 뇌혈관에 충격을 주고 있으며, 또한 뇌혈관이 경화되고 좁아졌다는 신호이고 그 결과 발현하고 있는 증상이다.

혈압은 심장에서 내보내는 혈액의 압출량 그리고 작은 동맥이나 모세혈관의 저항, 혈관벽의 탄력성에 의해 좌우되며, 수축기 혈압^{최고혈압}과 확장기 혈압^{최저혈압}으로 나타내고 있으며 일반적으로 정상 범위는 수축기 혈압 135㎜/hg, 확장기 혈압 85㎜/hg 이하이고, 가장 이상적인 혈압은 120㎜/hg~80㎜/hg 이하이다.

고혈압이라 함은 수축기 혈압이 160㎜/hg, 확장기 혈압이 95㎜/hg 이상인 경우를 말한다. 경계성 고혈압은 수축기 혈압이 140~160㎜/hg, 확장기 혈압이 90~95㎜/hg인 경우로서 계속적인 추적 관찰을 해야 한다.

수축기 혈압이 160~180㎜/hg인 사람은 160㎜/hg 이하인 사람에 비하여 중풍의 위험이 4배나 높게 증가된다. 또한, 확장기 혈압이 5~6 ㎜/hg 정도 감소되면 2~3년 동안 중풍의 발생률을 42%나 감소시킬 수 있다. 따라서 중풍의 위험은 혈압의 증가와 비례적으로 증가된다고 할 수 있다.

고혈압의 원인은 뇌혈관이 노화되면서 딱딱해지고 탄력이 저하되는 죽상경화증에 기인하거나 혈관 내벽에 지방 침착물이 혈전 생성을 자극하여 혈압을 상승시키기도 한다.

또한, 말초혈관의 저항 증가, 그중에서도 신장의 동맥이 가늘어져 혈류의 감소를 야기시키게 된 결과, 부신의 질병 발생으로 내분비의 장애 발생, 뇌신경의 장애로 인한 혈압 상승 물질의 방출, 그리고 유전과 관계되는 본태성 고혈압 기질 등이 원인으로 되어 있다.

② 당뇨병

당뇨병은 동맥경화를 촉진시키는 질환으로서 특히 뇌의 모세혈관을 손상시켜 뇌출혈 또는 뇌경색을 유발시킨다. 또한, 당뇨병은 인슐린의 상대적 혹은 절대적 결핍으로 인한 탄수화물, 지방 및 단백질의 대사 장애를 일으키는 만성질환이기 때문에 당대사의 기능을 떨어뜨리고 혈액 내에 당분을 계속 높여 당분을 신장을 통해 소변으로 배출시킨다.

당뇨병은 그 자체보다도 합병증 때문에 더 무서운 병이다. 혈액 내에 당분이 높아지면 피가 탁해지고 결국 동맥경화를 유발하게 한다. 동맥이 경화되면 각종 심혈관질환을 유발하게 되는데 중풍도 여기에 속한다. 중풍 환자 중 당뇨에 의해 합병되어 발병하는 경우가 많다.

당뇨병이 있는 사람이 정상인에 비해서 중풍에 걸릴 확률이 3~4배 정도나 높다는 통계가 있다.

③ 음주

술을 적게 마시면 혈액순환을 도와 중풍과 심장질환, 동맥경화를 예방하는 효과를 얻을 수 있다고 한다. 적당한 음주로 혈액순환을 도와 중풍을 예방하는 효과를 기대할 수도 있다. 그러나 과도한 음주는 혈소판 응고에 무엇인가의 영향을 주거나, 간에 부담을 주어 지방간을 유발하고 혈액순환의 장애를 발생시켜 중풍의 원인이 되는 것은 분명한 사실이다.

④ 흡연

담배는 고혈압, 중풍, 심장병을 일으키는 중요한 요인으로 지목된다. 니코틴은 혈관을 수축시키고 혈액의 점도를 높이고 그 외 일산화탄소 등은 혈액과 결합하는 산소의 농도를 떨어뜨려 뇌의 산소 공급을 차단하게 한다. 그러므로 담배는 중풍 유발의 중요한 원인으로 손꼽히고 있다.

⑤ 고지혈증

콜레스테롤cholesterol 수치가 높은 것으로 대표되는 것이 고지혈증이다. 고지혈증은 혈청지질血淸脂質을 형성하고 있는 콜레스테롤C과 트리클리 세리드(triglyceride: TG: 중성지방)의 어느 한쪽 또는 양쪽이 증가되어 있는 상태이다. 특히 고콜레스테롤혈증 중에서도 LDL 콜레스테롤혈증이 동맥경화의 가장 중요한 위험인자로 생각되고 있다.

⑥ 비만

ⓐ 비만은 체지방이 몸속에 과잉 축적된 상태로서 중풍뿐만 아니라 당뇨병, 고혈압, 고지혈증, 심장병 등의 모든 성인병을 유발하는 원인이 되고 있다.

ⓑ 비만은 교감신경의 역할을 증대시켜 체지방 조직을 증가시키고 과식으로 영양분의 과다 섭취를 불가피하게 만들어 혈압을 높이는 결과를 만들게 한다.

ⓒ 또한, 비만의 본질인 지방세포는 고혈압을 일으키는 엔지오텐신angiotensin이나, 당뇨병의 원인이 되는 호르몬 분비를 촉진시켜 모든 생활습관병의 온상이 되고 있다.

ⓓ 인체에서는 '이제 그만 먹어도 된다'는 지령을 뇌에 보내는 렙틴leptin이라는 인자를 분비하고 있지만, 비만인 사람은 이 렙틴 인자에 저항능력이 형성되어 있기 때문에 식사에 한층 더 주의를 기울여야 한다.

그리고 비만을 수반하는 고혈압에서는, 고지혈증, 당뇨병 등의 대사이상 현상이 현저하게 나타나게 된다. 최근에는 중풍, 심장병 등 동맥경화에 의한 혈관장애의 위험인자로서 단일 위험요소보다 위험요소가 중복되는 것을 더 경계하고 있으며, 각종 대사이상 현상을 수반하기 쉬운 비만 합병 고혈압이야말로 이 다중형 위험요인의 전형인 동시에 혈관질환 최대 요인의 하나로 간주되고 있다.

⑦ 심장병

성인의 심장 무게는 약 250~350g이며 길이 14cm, 폭 10cm, 두께 8cm

로 보통 자신의 주먹보다 크다. 심장병은 뇌색전증의 가장 큰 원인이 되는데, 혈액이 정상적으로 흐르는 심정에서는 혈전피떡 같은 것을 만들지 않는다. 그러나 류머티스성 심장판막질환, 심방세동 등의 질환이 있어 심장의 기능이 정상적으로 작동하지 않으면 심장 속의 혈액이 제대로 흐르지 못하고 심장 속의 혈액이 서서히 뭉치게 된다.

혈전은 심장의 박동에 의해서 동맥으로 나가 돌아다니게 된다. 뇌혈관에서 돌아다니는 혈전이 쌓이고 쌓여 혈관을 막아 버리고 색전증을 유발시킨다.

⑧ 스트레스

불안이나 심신 소모에 의한 스트레스는 당뇨병의 위험요인이 되고 있을 뿐만 아니라 만병의 근원이라 한다. 정신적으로 긴장하거나 충격을 받았을 때 일시적으로 혈압이 갑자기 오를 수 있다. 이것은 중풍을 유발하는 원인이 되기도 한다. 지속적인 스트레스는 심장에도 부담을 주어 심장병의 원인도 될 수 있다.

⑨ 또 다른 위험인자

급격한 온도의 변화나 운동이 중풍의 위험인자가 될 수 있다. 혈압이 있는 사람이 갑자기 온도가 낮은 곳에 가게 되면 말초혈관이 수축하여 혈액이 모두 몸의 중심부로 모여 혈압을 올려 중풍을 유발한다. 또 갑작스럽게 힘을 쓰든가 운동을 하면 혈압이 올라 혈관을 손상시킬 수 있다. 과도한 성생활이나 화장실에서 힘을 주는 행위들도 조심해야 한다.

中
風

3
중풍의 응급조치

중풍환자에게는 우선 초기 치료인 응급조치와 감별 진단을 실시해야 한다. 갑자기 두통, 구토, 한쪽 마비, 의식장애 등의 증상의 하나 또는 중복 원인으로 발병하여 중풍이 의심되는 환자의 혈압, 맥박, 호흡상태 체온을 체크한 후 신속하게 다음과 같은 조치를 해야 한다.

① 호흡관리

의식장애가 있으면 설근침하舌根沈下에 의한 호흡장애를 방지하기 위해 기관지 내에 튜브를 삽입하는 기도 확보氣道確保를 비롯하여 전적인 호흡관리를 해야 한다. 호흡장애는 혈중 산소량의 저하 및 탄산가스의 상승을 야기시켜 두개내압항진을 증가시키는 원인이 되기 때문이다. 그리고 의식장애가 있을 때 환자를 위를 보는 자세로 뒤로 눕히면 혀가 목 뒤로 내려앉아 기도를 막히게 한다는 것을 명심해야 한다. 기도 확보를 통해 뇌에 많은 산소를 공급하는 것은 뇌 손상을 최소화하는 조치다.

② 혈압 조절

중풍이 발병하면 고혈압이 나타나는 사람이 많기 때문에 수축기 혈압을 15㎜/hg 전후까지 내려야 한다. 이것은 지주막하출혈이나 고혈압성 뇌내 출혈의 재출혈을 방지하는 데 중요한 조치가 된다.

③ 진정·진통제

의식장애와 진통 때문에 흥분 상태에서 말귀를 알아듣지 못하는 경우 진정제나 진통제를 투여한다. 이것은 혈압 컨트롤을 위해서 중요한 조치다.

④ 십선혈+宣穴

좌·우 손가락10손가락 끝을 삼능침 혹은 바늘 등으로 찔러 피를 뽑아 낸다. (사혈)

❖ 분초를 다투어야 하는 치료 개시

중풍은 뇌신경세포의 사망을 촉진시킨다. 중풍이 발병하면 산소 공급의 결핍으로 신경세포가 사멸하고 뇌의 노화는 급속도로 진행된다는 연구 결과가 나와 있다.

미국 UCLA의과대학 제프리 세이버 박사는 미국심장학AHA의 학술지 〈중풍stroke〉에 발표한 연구보고서에서 전형적인 중풍은 뇌조직 54㎖에서 10시간에 걸쳐 진행되며 방치하면 1분마다 190만 개의 신경

세포가 죽게 되고 140억 개의 시냅스synapse와 약 12km의 신경선유神
經線維가 상실된다고 했다.

따라서 중풍이 발생하면 재빨리 치료를 시작하는 것이 얼마나 중
요한 것인가를 수치상의 연구 결과는 말해 주고 있다.

이와 같은 연구 결과는 최근에 더욱 발달한 신경영상neuroimaging
기술의 발달로 계산해 낸 산소 공급 중단으로 죽어나가는 신경세포
의 수를 데이터화한 자료에 근거하고 있다.

4 중풍의 검진

中
風

중풍을 검진하기 위해 다음과 같은 한방 및 양방의 현대 의학적인 검진을 실시한다.

1. 성인병 검사

가장 기본적인 검사로서 호흡, 맥박, 체온, 혈압 등을 체크하고 병력을 조사한다. 각종 신경학적 검사를 시행한 후 혈액, 소변, 심전도 검사 및 흉부, 경추, 요추의 X-ray 검사를 한다. 이러한 검사를 통해서 고혈압, 당뇨, 심장질환, 고지혈증, 간기능 장애, 신부전, 빈혈, 경추 및 요추디스크 질환, 골다공증, 퇴행성 관절염 등의 성인병 질환을 검진한다.

2. 전자 맥진 검사

전자 맥진기를 이용한 한의학의 고유한 현대식 진맥법으로 환자의 맥을 파형으로 표현하여, 감각적인 진단으로는 만족할 수 없는 미진함을 줄이고 진단과 치료에 대한 객관적인 자료를 얻어 낸다. 이 검사를 통해 오장육부의 허실을 파악할 수 있다.

3. 뇌혈류 초음파 검사 (T.C.D)

초음파로 두개골을 투과하여 뇌혈관의 혈액순환 및 혈액의 속도를 측정하여 뇌혈관의 이상 유무를 확인한다.

그리고 두개골 내 뇌혈관에서의 혈액 속도를 측정하여 뇌혈관의 협착 정도, 뇌혈관의 폐쇄 여부 및 뇌혈관의 기형을 확인하고, 중풍의 조기 진단 및 조기 치료를 실시한다. 특히 이 검사는 환자에게 전혀 고통을 주지 않으며 방사선과 같은 부작용의 피해를 주지 않는 장점이 있다.

4. 체성분 검사

인체 내부에 해롭지 않는 미세 전류를 흐르게 하여 전류에 대한 각 부위의 전기저항을 자료로 인체 내의 지방을 비롯한 수분 분포와 각 부위별 근육량, 무기질의 양 등을 검사한다. 이 검사를 통하여 환자의 복부 비만, 허벅지, 사지말단 부위의 지방 분포도를 알아낼 수 있다.

또한, 수분의 적정치와 각 부위별 근육의 발달 정도, 무기질의 섭취 상황을 파악하여 필요한 운동의 종류 및 가려야 할 음식의 종류와 양을 새롭게 정하고 실천하도록 권장하여 각종 성인병을 예방하도록 한다.

5. 생체 기능 검사

우리의 몸은 기본적으로 생물학적 전기를 띠고 있다. 겨울에 털 코트나 털 잠바를 입고 있으면 때로는 정전기를 일으키게 된다. 그리고 갑자기 머리카락이 몸에 붙게 되는 것도 우리 몸에 전기가 흐르고 있기 때문이다.

생체 기능 검사는 전기를 띠고 있는 인체를 기능적으로 일곱 부위로 나누고, 각 부위에서 발생하는 주파수를 이용하여 자극을 주어 각 해당 장기의 기능과 반응을 검색하여 생체 활동 에너지를 확인한다. 이 검사 결과를 통해 우리 몸의 음과 양의 균형, 각 장기의 기능 저하와 기능 항진 상태를 파악할 수 있다. 특히 머리 부위의 기혈의 흐름을 체간의 각 장기의 기혈의 흐름과 비교하는 것으로 우리 몸의 상하 비교가 가능하여 뇌의 기능 상태를 알 수 있다.

6. 전신체열 진단 (D.I.T.I)

'컴퓨터 적외선 전신체열 진단은 인체에서 방출되는 적외선을 감지하여 동통角痛 부위나 질병 부위의 미세한 체온 변화를 컴퓨터가 천연색 영상으로 나타나게 하는 최첨단 기기의 진단 방식이다. 이것으로 동통, 마비 등을 비롯한 기질적 장애는 물론 특별한 이상은 없으나 자각 증상을 호소하는 기능적 이상, 중풍 환자의 반신불수, 디스크질환 환자들의 마비 및 통증 부위와 정도를 진단하는 데 매우 유용하게 활용할 수 있다.

위와 같은 검사를 통하여 중풍이 이미 시작되었다고 의심되는 환자는 '뇌 컴퓨터 단층촬영CT'이나 '뇌 자기공명 영상술MRI', '뇌혈관 조영술MRA'을 이용하여 확정 진단을 내린다. 그리고 이와 같은 검사로 간기능 장애, 고지혈증, 당뇨병, 심장병, 비만, 뇌혈관 경화 및 협착 여부, 전신의 혈액순환장애 여부, 전신의 기氣의 편재 여부 등을 검진하여 그 결과를 토대로 중풍의 예방 대책을 세운다.

7. 뇌의 영상 촬영

① 컴퓨터 단층촬영(CT)

우리 몸의 어떤 부위, 예를 들어 뇌 부위를 여러 개의 단층으로 나누어 한 단층씩 주사走查하여 영상을 만들어 뇌의 구조 및 관련 조직의 변화를 시각적으로 볼 수 있게 하는 진단 기기이다.

그러나 CT는 1cm 이상의 대뇌혈종이나 종양은 95% 이상 진단이 가능하나, 1cm 이하의 작은 병변의 검진은 곤란하고, 발병 1일에서 2일 사이의 뇌경색은 CT로 발견하기 어려워 추가 검사가 요구된다. 그리고 뇌혈관의 동맥류나 동정맥기형은 조영제를 사용하여도 발견하기가 쉽지가 않다는 단점이 있다.

② 자기공명 영상술(MRI)

자기공명 영상은 인체에 해가 없는 자석과 고주파만을 이용한 의료 영상 기기로서, 어떤 면에서의 영상도 볼 수 있으며 뇌 내의 뼈 이외의 관련조직을 더 자세히 알 수 있다.

MRI는 뇌량, 백질 천막하, 두개 척추의 경계 영역, 척수 병변을 검진하는 데 활용도가 높으며 뇌신경 질환의 진단에 필수적이라고 할 수 있다. 또한, CT 촬영으로 부족한 초기 뇌경색이나 1㎝ 이하의 작은 병변 부위도 찾을 수 있는 장점이 있다.

③ 자기공명 뇌혈관 조영술(MRA)

뇌의 영상 자료가 아니라 두개골 내 혈관의 협착, 폐쇄, 기형 및 동맥류가 의심되는 경우에 특히 사용하는 신경학적 검사 방법이다. 대뇌의 동·정맥 영상을 제공하기 위해 물 양성자 신호를 사용하기 때문에 혈관 안으로 도관을 삽입하거나 방사선 비투과성 물질을 투입할 필요가 없다. 그러므로 환자에게 더욱 안전하다.

8. 전자 의료기기의 발달

① 마이크로 서저리(micrisurgery)

신경외과 수술은 두개골에 구멍을 만들어 좁고 깊은 곳을 들여다보면서 수술 조작을 하게 된다. 예전에는 의사의 머리에 전등을 달거나, 작은 전구로 불을 밝히며 수술을 했다. 1970년대에 수술용 현미경을 사용하는 수술 마이크로 서저리가 보급되었고, 현미경에서 발광되는 밝은 빛 아래서 확대된 시야로 혈관, 신경 및 병변의 연관성들을 알아낼 수 있게 되어 뇌수술은 혁명적인 발달을 하게 되었다. 이와 같은 시스템은 의사의 왼쪽 시야에서 분리된 비디오 시스템과 연락할 수 있어 수술 조작을 여러 사람이 함께 볼 수 있는 엄청난 변화를 가져왔다.

② CT(Computerised Tomographic Scaning)

1972년에 발명된 CT의 출현으로 두개 내의 질환을 진단하는 데 혁명적 기술 향상을 도모하게 되었다. CT로 병변의 크기 위치를 추정할 수 있고 주변 구조물과의 관계도 정확하게 판단할 수 있게 되었다.

③ MRI(자기공명 단층촬영: Magnetic Resonance Imaging)

CT에 이어 발명되어 보다 선명한 단면도를 만들 수 있는 기기가 개발되었다. 많은 원자들은 마치 가느다란 막대기처럼 움직이는 데그 원자들을 자장 속에 집어 넣고 자장이 충분하리 만큼 강력해지면 전자 막대기들은 줄을 지어 같은 방향을 향하게 된다. 이때 매우 특수한 주파의 전자파를 원자를 행해 내보내면 원자들은 각각 독특한 전파신호를 발신한다. MRI은 컴퓨터로 전파신호를 탐지하여 대단히 세밀한 그림을 만들어 낸다. 그리고 실시간 화상을 보면서 수술을 할 수 있다.

④ PET(양전자 방출 단층촬영: Positron Emission Tomography)

매우 활용도가 높은 뇌 사진을 만들게 되었다. 환자의 팔에 약간의 방사성이 있는 용액을 주사하면 생성된 에너지는 뇌 속을 지나는 감마선으로 바뀌어 뇌를 떠날 때 PET에 의해 탐지된다. 이 모든 정보를 컴퓨터에 전달하고 모든 과정을 분석하여 뇌의 영상을 만들어 낸다. 이것으로 뇌의 혈류, 대사 기능, 언어 기능, 뇌의 활동 양상 등 다양한 신체의 생화학 정보를 얻어낼 수 있다. 이 모든 과정은 몇 분 이내에 끝난다.

⑤ CT-LINAC(linear accelerator, 電子線直線型加速器)

높은 에너지의 X선을 한 곳에 집중시켜 악성 종양에 쏘여 치료를 한다. CT-라이낙은 CT와 LINAC을 일체화시킨 기기로서 CT로 환부의 위치를 확인하면서 보다 고도의 정밀도를 보장하면서도 부작용이 적은 방사선 치료를 가능하게 한다.

⑥ MRA(Magnetic Resonance Angiogram: 자기공명 혈관조영)

뇌를 자세히 볼 수 있는 MRI 기술을 약간 변형시켜 뇌혈관을 볼 수 있도록 개발한 것이다. 검사하기 쉬우며 부작용도 거의 없고 MRI를 찍으면서 동시에 혈관을 촬영할 수 있어 편리하다.

⑦ SPECT(Single Photom Emission Tomography)

방사선 동위원소를 이용하여 뇌혈류의 양을 알아내는 검사에 이용되고 있다. 동맥경화로 인해 혈액을 공급받고 있는 뇌의 혈류 상태를 전체적으로 파악하기 위해 사용된다.

⑧ 감마 나이프와 LINAC 치료기기

방사선을 한 번에 대량으로 쏘여 뇌의 병변을 치료하는 방법으로 쓰이는 기기로서 정위적 방사선 치료定位的 放射線 治療라 한다.

감마 나이프는 강철 헬멧에 라리움이 202개가 여러 곳에 부착되어 있고 방사선이 한 곳에 집중하도록 설계되어 있다.

LINAC이라는 기기는 방사선 장치 자체가 반달형으로 회전하여 차례차례 방향을 바꾸는 방식으로 X선이 한 곳에 집중하도록 만들어진 기기다.

이 두 종류의 기계 모두 두개 내의 병변을 컴퓨터의 제어로 방사선이 집중하는 곳에 정확하게 놓아야 하며, 1회의 조사照射로 치료를 완료할 수 있다. 이제는 개두 수술을 하지 않고 두개 내 질환의 치료가 가능해진 것이다.

9. 또 다른 기술 발전

혈관 내 수술은 대퇴부에서 머릿속으로 집어넣는 카테터katheter를 이용하여 뇌동맥류, 뇌동정맥기형 등에 활용되고 있다.

신경 내시경 수술도 현저하게 발전하고 있는 분야다.

두개골에 직경 1~2㎝의 천두공穿頭孔으로 직경 수 ㎜의 내시경을 삽입하여 뇌내혈종을 흡인하여 제거하기도 하고 뇌실내의 종양을 적출하기도 한다.

그밖에

ⓐ 각종 화상 진단

ⓑ 수술 위치를 표시해 주는 네이비게이트 시스템Navigate System

ⓒ 각종 모니터링 등 뇌졸중의 치료 및 진단은 급속히 발전하고
   있다.

❖ 고해상도 동영상 시대

   이제는 뇌는 물론 신체의 여러 장기들을 보다 더 세밀하고 정밀하
게 분석하여 종전의 MRI 해상 능력으로는 불가능했던 신체 내부의
미세한 상황까지 확인할 수 있는 고해상력resolution power의 MRI 동
영상 시대가 되었다.

   MRI의 자기장 강도를 나타내는 단위인 테슬러tessllar가 1~2급 수준
에서 7~8테슬러까지 높아지게 개발되어 엄청나게 강한 자기장을 형
성할 수 있는 MRI 의료기기가 등장했기 때문이다.

   새로운 MRI은 뇌피질의 일곱 겹 층까지 일일이 볼 수 있도록 하고
있으며, 뇌의 모세혈관도 선명하게 분석하여 고해상도를 만들어 낼
수 있게 한다.

   더 나아가 고도의 해상력의 MRI과 PET를 결합시키는 전자의료기
기의 푸전 시스템이 연구 개발되어 또 다른 차원의 전자의료 장비가
실용화 단계에 들어섰다. PET는 뇌의 기능 변화, 혈류 상황은 물론,
뇌의 대사과정을 확인시켜 주는 장치이기 때문에 MRI와 PET의 시스
템 결합은 뇌의 미세한 실핏줄의 병적인 이상 유무를 비롯하여 단백
질의 대사변이, 투여한 약품의 효력 및 약리작용까지 파악할 수 있게
하기 때문에 중풍, 알츠하이머, 파킨슨병, 과잉 행동장애 등 다양한 뇌
질환의 진단 및 치료에 더없이 유용한 전자기기로 등장하고 있다.

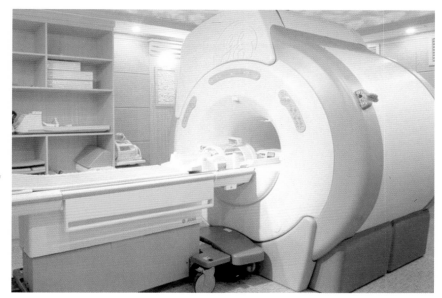

MRA

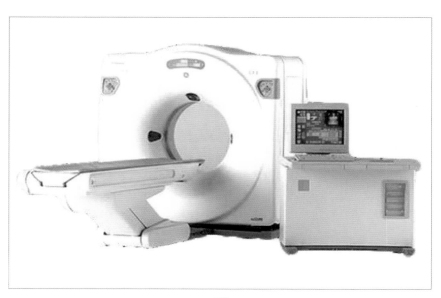

CT

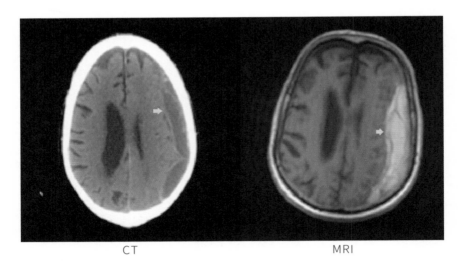

CT   MRI

경막하혈증

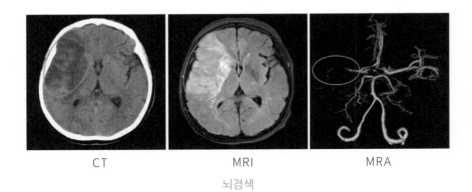

CT   MRI   MRA

뇌경색

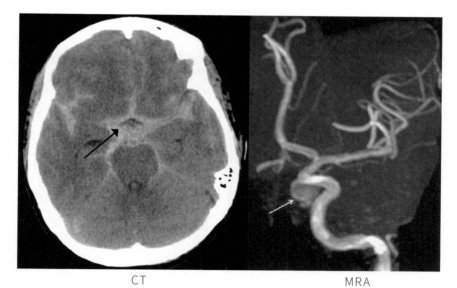

CT   MRA

뇌동맥류 파열에 의한 지주막하출혈

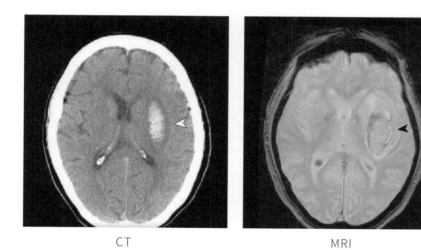

CT   MRI

뇌실질내출혈

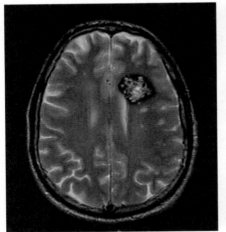

둥근모양 혈관종   허혈성 뇌병변

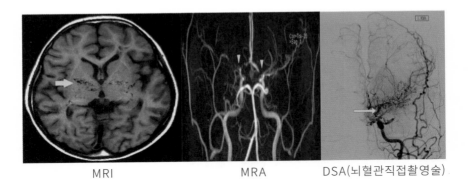

MRI   MRA   DSA(뇌혈관직접촬영술)

모야모야병

5 중풍과 혼동되는 질환

中
風

중풍과 비슷한 증상을 나타내지만 중풍이 아닌 질환은 다음과 같다.

1. 척추 추간판 탈출증

목 디스크나 허리 디스크의 경우 주로 한쪽으로 마비나 저린 느낌
이 나타나 중풍과 유사한 것으로 생각하기 쉽다. 그러나 한쪽 팔과
다리에 동시에 나타나는 경우는 매우 드물며, 중풍의 주요 증상인 뇌
압 상승으로 인한 두통, 현기증, 시력 감퇴 등이 없어 감별하기 쉽다.

2. 히스테리에 의한 졸도

정신적인 충격이나 스트레스에 의해서 유발된다. 갑자기 정신을 잃
고 쓰러지고 몹시 호흡이 빨라진다. 마치 중풍에 의한 혼수처럼 증세
가 비슷하다. 그러나 보통 혈압이 정상인 경우가 많고 한쪽 마비가

없다. 또 뇌압항진이 없는 경우가 많다. 이럴 때 강한 자극을 주거나 입과 코를 비닐 주머니로 막아서 이산화탄소를 마시게 하면 바로 증세가 호전된다. 증세가 심한 경우는 중풍과 감별하기 힘든 때가 있기 때문에 세밀하게 병력을 청취하고 증상을 유심히 관찰해야 한다.

3. 뇌종양

뇌종양은 뇌 속에 발생한 병변으로서 그 크기가 작을 때는 거의 증상이 없으나 그 크기가 커지면서 주위의 뇌조직을 압박하거나 또는 부종이 발생하면 뇌압을 상승시켜 두통, 구역질, 구토와 함께 한쪽 팔다리가 마비되고, 언어장애, 겹쳐 보이기, 시야가 좁아지는 현상 등이 나타나고 한쪽 얼굴이 마비되는 신경 증세가 발생한다.

주로 서서히 증세가 악화되며 뇌부종의 상태에 따라 증세가 호전 및 악화를 반복한다. 중풍은 대부분 발병한 후 1주일 정도 지나면 차차 회복되지만, 뇌종양은 지속적으로 악화되거나 증세의 호전이 없다. 그러나 이런 경우 임상적으로 정확히 뇌종양을 감별하기는 힘들기 때문에 반드시 CT나 MRI 등의 영상 진단을 통해 확진 받아야 한다.

4. 뇌농양

뇌 안에 세균이 들어와 염증이 생기면 이것이 뭉쳐져 덩어리를 이루는 경우가 있는데 이를 뇌농양이라 한다. 뇌농양의 증세는 뇌종양과 비슷하며 뇌종양과 마찬가지로 CT나 MRI로 진단해야 한다.

5. 뇌낭충증

뇌에 기생충 알이 번식하여 발생하는 질환으로 증세가 중풍과 거의 같고 심하면 간질과 같은 증세도 유발된다. 과거에 날것으로 육식을 하거나 회를 좋아하던 사람에게서 이 병이 많이 발생하는 것으로 보아 음식을 통하여 기생충이 혈관을 타고 뇌 속으로 침입한 결과로 생긴다. 이것도 뇌영상 촬영에 의해서 반드시 감별해야 한다.

6. 구안와사(와사풍, 안면 신경마비)

얼굴 한쪽 부위에만 국소적으로 마비되는 질환이다. 남녀노소 구별 없이 모두에게 발생한다. 이 병은 중추성과 말초성으로 구분하는데 말초성은 안면신경이 나오는 통로에 문제가 발생하여 안면이 마비되는 질환이다. 주로 혈액순환 장애와 감염 및 찬바람에 노출되어 발병되는 것으로서 중풍과는 전혀 다른 질환이다.

구안와사는 대체로 추위에 심하게 노출되었거나 감기 바이러스 감염, 중이염, 부비동염, 두개골 저부의 골절, 외상 등의 원인에서 발병하지만 가장 주된 원인으로는 심한 스트레스의 누적과 과중한 피로라 할 수 있다. 이 병은 갑자기 나타나며 대부분 귀 뒤쪽 부위의 통증이나 안면의 뻣뻣함, 편두통과 같은 전구증상前梨症狀이 나타난 후 약 24시간 안에 완전한 구안와사 증상이 나타난다.

중추성 안면신경마비는 뇌의 안면을 다스리는 중추에 이상이 생겨 안면이 마비되는 질환이다. 주로 중풍이나 뇌종양이 있을 때 부수적으로 발생한다. 안면신경마비를 말초성과 중추성으로 감별하는 방법은 증상에 따라 구별하는데 말초성은 이마에 주름이 없으며, 팔다리에 마비가 없고 또 대부분 환자의 마비된 귀 뒤쪽에 통증이 오는 경우가 많다.

중추성은 양쪽 이마에 똑같이 주름이 잡히고, 한쪽 팔다리의 마비가 있는 경우가 있고, 어지럼증, 두통 등의 뇌증상을 동반하는 경우가 많다. 보통 임상적인 증상으로 감별이 되지만 확실치 않은 경우에는 뇌 촬영이 보다 더 확실한 진단이 된다.

7. 파킨슨병(parkinson's disease)

이 병은 퇴행성 피질하 장애로서 뇌간의 흑질이라는 부위가 퇴화되어 발생하는 질병이다. 흔히 뇌호르몬의 일종인 도파민이 결핍되어 생기는 병이라고 알려져 있다.

이 병은 50~60대 이후에 주로 생기는 병으로서 손발을 주로 가만히 있을 때 손가락을 규칙적으로 떨며 움직이는 동안에는 떨림이 줄어드는 증세가 나타나고, 동작이 느려지고, 표정도 없이 잘 웃지 않는다. 걸을 때는 자세가 구부정해지고 좌우 팔을 부드럽게 흔들지 못하며, 앞으로 넘어질 듯이 종종 걸음으로 걷는다. (종종걸음은 파킨슨병의 특이한 증상이다.) 중풍 환자는 팔, 다리가 마비될 뿐이지 떨리는 경우는 거의 없다. 또한, 파킨슨병은 중풍과는 달리 증세가 서서히 나타나 계속 악화되어 간다.

파킨슨병과 중풍은 CT나 MRI로 감별할 수 있다. 중풍 환자는 중풍으로 손상된 부위가 사진에 보이지만 파킨슨병 환자의 뇌 사진은 정상이다.

8. 간질(epilepsy)

간질은 다양한 형태로 나타나지만, 대개 갑자기 온몸이 뻣뻣해지고, 눈동자가 돌아가며, 의식이 한동안 없어진다. 그러나 잠시 후 모든 것이 정상적으로 되돌아온다. 간질 발작은 가끔 한 번씩 또는 자주 나타나기도 하고, 평생에 한 번만 발작하는 사람도 있다. 간질은 대개 어린 나이에 시작하므로 중풍과 혼동되는 일은 적다. 중풍으로 뇌 손상이 큰 경우 후유증으로 간질이 나타나기도 한다.

9. 노인성 치매(alzheimer's disease)

치매는 노인에게서 나타나며 점차로 기억력, 판단력, 지각력 등이 만성적으로 감퇴되어 '바보'가 되는 병이다. 치매는 원인에 따라 노년성 치매와 뇌혈관성 치매로 나눈다. 노망이라고도 하는데 치매의 정의는 '성인에게 만성적이고 광범위한 뇌의 병변이 생긴 결과 때문에 나타나는 정신 증상'으로 되어 있다.

치매는 기억력을 저하시키고 지적 능력을 약화시킨다. 또한, 장소를 구분하지 못하는 방향 목표 의식장애 때문에 외출해도 집에 돌아오지 못한다. 사람도 알아보지 못한다. 따라서 인격 타락이 수반된다.

중풍에 걸리거나 중풍을 되풀이하는 동안에 뇌혈관성 치매가 발병하기 때문에 뇌혈관성 치매에 걸리지 않으려면 뇌경색으로 인한 중풍의 예방 또는 재발 방지가 중요하다는 것은 아무리 강조해도 지나치지 않는다.

10. 치매 예방과 뇌의 활용

특히 중요한 것은 가벼운 치매라고 할 수 있는 흥미 감퇴, 물건 둔 곳을 기억하지 못한다든가, 생각이 정리되지 않거나, 주의력이 감퇴되는 사람은 다음과 같은 사항의 예방법을 적극적으로 실행하는 것이 바람직하다. 주변에 있는 사람 특히 가족의 협력과 보살핌이 중요하고, 함께 몸을 움직인다든가 또는 여럿이 모두 함께 자주 이야기를 나누는 것이 좋다.

그 밖에 음악요법, 동물요법, 아로마테라피aromatheraphy 등이 시도되고 있으며, 어느 것이나 지각신경을 매개로 또는 직접 뇌세포를 자극하여 뇌혈류를 증가시키고 활력을 불어넣는 방법이다. 슬롯머신slot machine도 그 중의 하나이고 영상이나 숫자의 움직임 커다란 음향의 배경 음악BGM 등 시각, 청각, 촉각의 자극에 의해 문제된 행동을 개선하고 망발의 출현을 개선하는 효과를 증가시켜야 한다.

11. 전정기관 질환

전정기관은 귀의 깊숙한 부분속귀에 있는 작은 구조물로 우리 몸의 균형을 조절하는 역할을 한다. 이 부분이 고장이 나면 갑작스럽게 어지럼증이 생긴다. 흔히 메스꺼움과 구토증도 같이 나타난다. 머리를 한쪽으로 기울일 때 어지럼증이 더 심해지기도 한다. 증상은 며칠에서 몇 주 지나면서 점차 좋아진다. 이와 같은 어지러운 증세가 간헐적으로 반복되기도 한다.

전정기관 질환은 어느 나이에나 생기며 대개는 저절로 나아지는 가벼운 병이다. 어지럼의 증세를 가지는 소뇌나 뇌간에 생긴 뇌졸중과의 감별이 요구된다.

12. 말초신경 장애

양쪽 손발이 저리며 힘이 빠지는 증상이 있다. 이것은 대부분 말초신경 질환, 척추디스크 질환 등이 그 원인이 된다. 말초신경 장애는 당뇨병을 비롯한 여러 원인에 의해 생길 수 있으므로 의사에게 진찰받을 필요가 있다. 당뇨병에 의한 말초신경 질환보다 더 흔한 것은 '팔목터널증후군'이다. 이는 손목 안쪽손바닥쪽에서 '정중신경'이라는 신경이 눌려 손바닥이 쩌릿쩌릿해지는 병이다. 집안일을 많이 하는 중년 부인에게 많이 생기며 투약이나 간단한 수술로 치료될 수 있다. 중풍은 주로 한쪽 팔, 다리에 생기는 질병이며 뇌의 이상 여부에 대한 확진이 필요하다.

13. 무도병

의식적으로 움직이려 하지 않는데, 팔다리의 동작이 마치 춤을 추는 듯한 행동을 연상하게 하여 무도병이란 이름을 얻게 된 병으로, 처음에는 사지 말단 부위의 손가락 끝에서 시작되다가 점차 팔꿈치와 어깨 부위에도 나타나게 된다. 이 병은 점점 심해지면 몸통과 안면 근육에도 침범하여서 얼굴을 찡그리기도 하고, 혀를 내밀었다 당겼다 하기도 하는데, 이 모든 동작은 의도하지 않은 운동으로 말을 하거나 음식을 먹는 데까지 지장을 준다. 무도병은 가족력를 가지는 경우가 많으며 20~50세에 주로 발생하며 정신적인 장애가 동반되기도 한다.

14. 다발성 근병중(Guillain Barre syndrome)

특징적인 발병 경과와 증상을 가지는 다발성 신경근염으로 전구(前驅·전조, 잠복) 증상은 인두발적, 편도염, 급성 결막염, 위장장애, 미열 등 감기와 비슷한 증상이 2~3일에 한 번의 빈도로 나타나지만, 반드시 발생하지는 않는다. 신경학적 증상 발현은 급성이며 운동 근육 마비의 대부분은 양측 다리 끝에서부터 시작하고, 양팔, 얼굴로 파급되며, 심하면 호흡근 마비까지 진행하게 된다. 이 질환의 특징적인 증상은 양측의 말초성 안면신경 마비이다. 감각장애는 운동 마비에 비해서는 가벼운 편이나 근육을 압박하는 통증과 신경통이 있다. 뇌 영상 촬영으로 감별 진단할 수 있다.

15. 근위축성측삭경화증

척수와 연수의 운동세포 병변으로 만성적으로 근육의 위축과 섬유성 연축이 나타나는 질환으로 흔히 경추 부위의 척수를 침범한다. 중년 이후에 주로 발생하며 대부분 40~59세에서 66%가 발생한다. 진행성 근위축증의 발생 원인은 아직 정확히 밝혀지지 않았다. 증상은 초기에 주로 손에 힘이 없어짐, 손가락의 운동장애, 팔의 섬유성 연축이다.

증상이 진행됨에 따라 손에서 팔뚝, 어깨, 가슴 부위까지 침범되고 다리에서도 발, 다리, 허벅지 위쪽으로 점차 진행되며 연하곤란, 대하곤란, 구음장애 등이 나타나고 안면근육의 쇄약, 설근의 위축, 섬유성 연축 등이 일어난다. 예후는 증상이 지속적으로 진행되어 연하곤란이 나타난 이후로 대개 5년 이내에 사망한다. CT나 MRI로 감별 진단이 가능하다.

중풍은 뇌 촬영에 의해서 확진을 받을 수 있으며 현재까지는 '뇌 컴퓨터 촬영CT'과 '뇌 자기공명 촬영MRI', '뇌혈관조영술MRA'이 가장 많이 쓰이는 검사이고 요즘은 더욱 발달된 첨단 진단 기법이 계속 개발되고 있다. 그러나 이러한 검사는 비용이 많이 들기 때문에 특별히 뇌압 상승이나 신경학적 증상이 나타나지 않는다면 일부러 고가의 검사를 받을 필요는 없다.

오히려 중풍이 걱정된다면 이런 검사보다는 예방적 중풍 검사를 통해 중풍 예방을 하는 것이 더욱 효율적인 검사가 될 것이다.

6 중풍의 치료

1
치료, 왜 중요한가?

중풍은 뇌의 손상 정도에 따라 치료 정도가 다르다. 먼저 일과성 뇌허혈증이란 뇌혈관이 일시적으로 좁아져 뇌에 공급되는 혈액이 줄어들면 뇌세포에 산소와 영양 공급이 줄어들게 되고 뇌세포의 활동이 마비되게 된다. 이렇게 되면 중풍과 같은 증세를 유발하여 갑작스런 졸도, 반신마비, 언어장애, 어지러움 등의 증상이 나타난다.

하지만 치료를 하면 1시간에서 24시간 이내에 호전된다. 또 전혀 후유증을 남기지 않는다. 왜냐하면 뇌세포가 죽게 될 정도로 혈액 공급이 완전히 차단된 것은 아니기 때문이다. 풍에 맞았다가 바로 깨어났다고 하는 분들이 대부분 이런 경우가 많다. 하지만 이런 일과성 뇌허혈증은 장차 중풍이 온다는 예고와 같다.

다음으로 뇌경색은 국소적으로 뇌혈관이 막혀 뇌로 가는 혈액량이 줄어든 경우로 뇌혈류의 감소 정도에 따라 세 가지 형태의 부위로 나누어지게 된다.

먼저 혈액 공급이 감소된 중심 부위는 뇌혈류 감소의 정도가 심하여 뇌세포가 죽은 부위이다. 다음으로 중심 부위 주변에는 뇌의 혈액 공급이 감소되어 뇌세포의 완전한 기능은 유지할 수 없으나 세포막의 기능은 보존하고 있는 경계 부위가 존재하는데, 이 부위의 뇌세포 손상은 회복이 가능한 상태에 놓여 있으므로 만약 일정 시간이 내에 혈액 공급이 원활해지면 뇌세포가 다시 살아날 수도 있는 부위이다.

그리고 경계 영역 주변의 부위는 뇌혈류가 감소되기는 하였으나 주변에 있는 혈관 등에 의해 일부 혈액 공급을 받기 때문에 손상 정도가 가벼워 궁극적으로 뇌세포가 정상으로 회복되는 곳인 측부 순환 부위가 있다.

따라서 치료를 통하여 경계 부위와 측부 순환 부위의 뇌세포의 손상을 막아 주면 뇌세포가 정상 기능을 회복하여 후유증이 미세하거나 거의 후유증 없이 치료된다. 이미 뇌세포가 죽어서 기능 장애가 발생한 경우에도 주변에 있는 뇌세포의 활성을 높게 하는 치료를 하면 주변의 뇌세포가 이미 죽은 뇌세포의 기능을 대신해 주게 된다. 그러므로 마비된 팔이나 다리의 기능이 점차 좋아지고 못 걷던 환자도 걸을 수 있다. 이와 같은 이유로 중풍은 치료될 수 있으며 특히 조기 치료가 중요하다. 즉 뇌세포가 죽기 전에 뇌세포를 살리는 치료를 해야 한다.

뇌출혈로 인한 중풍의 경우에는 같은 크기의 뇌경색보다 후유증이 적으며 치료가 잘 된다. 그러나 뇌출혈은 뇌경색에 비해 뇌압을 많이 항진시키므로 초기에는 뇌경색보다 생명이 위험하게 되는 경우가 많다. 뇌출혈에 의한 중풍의 경우는 죽은 뇌세포에 의해 증상이 오는 것보다는 피가 흘러나와 압박이 된 부위의 뇌세포가 주로 기능을 잃어 마비가 오게 된다.

그러므로 치료에 의해 흘러나온 피가 잘 흡수되도록 하면 압박된 부위의 기능이 다시 활성화되면서 뇌세포의 마비가 호전되고 후유증이 가벼워진다. 이와 같이 중풍은 뇌경색이든 뇌출혈이든 치료가 잘된다. 중풍의 치료에 있어서 가장 주의해야 할 것은 뇌세포가 죽기 전에 될 수 있으면 조기에 치료를 하는 것이다. 한번 죽은 뇌세포는 사람이 죽으면 다시 살아날 수 없듯이 살아날 수 없기 때문이다.

중풍의 치료는 치료 방법에 따라서 내과적 치료와 수술적 치료가 있다. 그리고 치료 형태에 따라 한방 치료와 양방 치료 또 한양방 협진 치료가 있다. 또 치료 시기와 증상에 따라 치료 방법이 달라지는데 이에는 급성기, 회복기, 후유증기에 따른 치료가 있다.

2
치료의 시기가 중요하다

중풍의 증상은 매우 다양하고 정도의 차이도 크다. 어떤 환자는 발병하자마자 바로 혼수상태에 빠져 결국 사망하는 경우도 있고, 또 어떤 경우에는 중풍으로 감별하기 힘들 정도로 경미한 언어마비나 반신의 무기력이 주된 증세로 나타나기도 한다. 중풍의 진행 과정은 급성기, 회복기, 만성기로 구분하여 기별 특성에 적합한 치료를 하게 된다.

급성기의 치료는 응급조치와 침치료, 약물치료, 때로는 외과적 수술 및 합병증을 예방하기 위한 조치를 한다. 위험한 고비를 넘기면 회복을 위한 약물치료, 침구치료, 물리치료, 작업치료, 언어치료 등 재활 치료를 실시한다.

① 급성기

중풍이 발병한 후 약 일주일 동안은 사망률이 가장 높은 위험한 시기이기 때문에 이때를 무사히 넘기기 위해 할 수 있는 방법을 총동원해야 한다.

발병한 환자에게 의식장애가 있으면 가능한 한 빨리 병원으로 옮겨야 한다. 그러나 병원에 도착하기 전에 해야 할 응급조치들이 있다.

ⓐ 당황하지 말고 환자를 바르게 눕히고 안정된 분위기를 만든다.

ⓑ 가능한 한 움직이지 않게 한다.

ⓒ 호흡 심장박동을 관찰하여 호흡장애가 있으면 머리를 뒤로 젖히고 턱을 들어올려 환자의 기도가 열리도록 해준다.

ⓓ 심장박동이 없으면 심장 마사지를 통해 혈액순환을 유지하도록 해야 한다.

ⓔ 환자가 의식이 없을 때는 큰 소리로 이름을 불러보거나 꼬집어 반응을 관찰한다.

ⓕ 함부로 음식물이나 약물을 주지 않도록 해야 한다.

ⓖ 구토를 하면 환자의 얼굴을 옆으로 돌려주거나 몸을 옆으로 돌려 재 빨리 구토물을 제거해 주고 입안에 고이지 않게 해야 한다.

ⓗ 높은 베개는 혀가 목구멍을 막아 질식할 수도 있음으로 베개는 낮게 하고 옷은 느슨하게 풀어 준다.

ⓘ 만약 경련이 있으면 혀를 깨물 수도 있으므로 수건이나 작은 막대에 거즈나 헝겊을 말아 입에 물려 준다.

ⓙ 입으로 먹을 수 있는 상황이면 우황청심원을 물에 개어 먹이도록 한다.

ⓚ 구급요원이나 의사에게 언제 어떻게 발병했는지를 자세히 설명

하고 환자가 그동안 앓아온 질병이나 최근 먹고 있는 약물 등을 알려주어 진단과 치료에 도움이 되도록 한다.

급성기에는 중풍의 원인과 증세에 따라 응급조치와 함께 다양한 침구치료, 약물요법을 쓰고 필요한 경우 외과적 수술을 한다. 환자의 팔다리의 마비가 심하면 관절 부위가 변형이 되어 뒤틀리지 않도록 해야 하며 자주 체위를 바꾸어 욕창이 생기지 않도록 해야 한다. 소변이 잘 나오지 않거나 의식장애가 심하여 소변을 스스로 조절할 수 없는 경우에는 고무관을 요도에 삽입하여 배뇨를 시켜 주고 대소변 실금이 있으면 자주 시트를 갈아 욕창을 예방해야 한다.

연하장애로 음식을 잘 삼키지 못하면 비위관 콧줄을 통해 음식 및 약물을 투여한다.
- 십선혈: 열 손가락 끝에서 2~3㎜ 정도 내려온 곳으로 인사불성, 발열 등의 구급혈로 응용된다.
- 우황청심원: 각종 마비, 고혈압, 심장병, 경련성 질환에 사용되며 시중에 유통되는 청심원은 환약과 현탁액이 있으며 우황, 사향의 함량에 따라 원방 우황청심원과 일반 우황청심원이 있다.

② 회복기
뇌부종이 더 이상 진행되지 않고 생명의 위험한 고비를 넘기면 병변에 새로운 혈액순환이 시작되고 부종이 감소된다. 뇌의 혈액순환을 도와주고 원기를 북돋으며 마비를 회복시키고 후유증을 최소화시키

며 합병증을 예방하는 치료를 실시한다.

환자의 상태가 안정되면 환자의 상태에 따라 적당한 재활 치료를 실시한다. 재활 치료의 목적은 뇌 손상으로 인한 팔다리 마비의 근력 회복과 자세 및 근육의 뒤틀림을 방지하고 정신적 신체적 장애에 대한 기능적 회복을 도모하는 데 있다. 재활 치료 기간에도 한약이나 침, 뜸 등에 의해서 자연치유력을 회복시켜 뇌의 혈액순환을 강화시켜 줌으로써 팔다리 마비의 근본적 원인인 뇌 손상의 회복을 도모한다. 중풍 환자의 기능 회복에 영향을 미치는 인자 중 가장 중요한 것은 환자의 의욕 제고와 동기 유발이다.

중풍의 재활 치료 도중 갑자기 심장박동이 빨라지거나 호흡곤란, 현기증, 가슴 통증이 나타나면 즉시 치료를 중단하고 안정을 취해야 한다. 또 이 시기에는 여러 가지 합병증이 발생할 수 있으므로 그것을 방지하는데도 신경을 써야한다.

중풍은 뇌 손상으로 인해 항상 후유증을 남기게 되므로 중풍의 발병 이전과 똑같은 상태가 될 수는 없다. 그러므로 일정 기간의 회복기가 지나면 퇴원하여 집에서 후유증을 관리하여야 하는데 보통 중풍이 회복되는 기간은 약 3개월에서 6개월 정도이다. 이 기간이 지나면 환자의 호전 속도는 느려지고 어느 정도의 후유증을 남기고 치료가 된다. 그러나 중풍은 그 후에도 조금씩 미세한 호전이 계속되므로 꾸준한 재활요법과 약물요법이 필요하다.

③ 만성기

일단 중풍이 발생한 지 6개월에서 1년 정도가 지나면 환자의 증상은 거의 고정되고 정도에 따라 후유증이 남는 만성기에 접어든다. 이 시기의 치료 목표는 이런 후유증을 관리하고 중풍 재발을 예방하는 데 있다. 지속적인 한방요법으로 기력을 돋우고 혈액순환을 도와주며 한방 재활요법으로 자세 및 근육의 위축과 뒤틀림을 방지하며 혼자 서 생활할 수 있는 요령을 익혀 주어야 한다. 식생활을 조심하고 선행 질환을 관리함으로써 중풍의 재발 방지에도 주의를 기울여야 한다. 중풍에 걸려 후유증이 발생하면 정신적으로 충격을 받아 성격이 변화되고 침울해지는 경향을 많이 나타내게 된다. 이러한 시기에 정신적인 안정 및 회복에 대한 희망을 가질 수 있도록 주위 사람들이 도와주는 것이 중풍 재발 방지 및 후유증 관리를 위해 더 없이 필요한 전제 조건이다.

3

한방 치료

발병 이전의 예방적 차원의 치료와 발병 이후의 치료로 나누고, 치료 방법으로는 크게 약물치료, 침치료, 뜸치료, 한방 재활 치료 등으로 나눈다. 중풍의 한방 치료는 인체의 기혈 순환을 원활하게 하고 자연 치유력을 강화시켜 치료의 효과를 향상시키는 치료법을 기본으로 한다.

한약 치료는 침, 뜸과 더불어 3대 한방 치료법 중의 하나이지만 제일 큰 비중을 차지한다. 한약으로 쓰일 수 있는 것은 식물, 동물, 광물 중에서 약리작용이 있는 자연물을 활용한다. 동물학자의 보고에 의하면 동물도 병들었을 때 평상시에는 먹지 않던 식물을 먹거나 평상시에 하지 않던 행동을 한다고 한다.

인류의 질병에 대한 접근도 이런 본능과 경험에 의해 시작한 것이 분명하다. 초기의 한약 치료 형태는 지금의 민간요법과 같은 형태의 단방 내지는 두세 개의 약물로 처방을 구성하였지만, 그 이후 수많은 경험과 학술의 향상에 따라 보다 체계적이고 발전된 지금의 처방 형식으로 발전하게 되었다. 즉 처방 나름대로의 의미가 있고 약물 구성이 학문적인 규칙에 의해 가감이 되는 차원에 도달했다.

예방적 치료는 내 몸 안에 혹시 모를 위험요소를 미리 찾아내자는 것이다. 다행하게도 건강하다면 계속 건강에 관심을 기울이고 만약 어떤 조짐이 있다면 미리 적극적으로 그 위험 요소를 제거하거나 또는 더 이상 진행되지 않도록 치료해야 한다.

《동의보감》에서도 중풍 전조 증상이 나타난다면 유풍탕이나 천마환, 가감방 풍통성산 등의 한약을 복용하여 풍을 예방하라고 했다. 저리거나 두통, 어지러움 등의 중풍의 전조증과 고혈압, 당뇨, 동맥경화증, 심장질환 등의 중풍의 위험인자가 있을 때는 관심을 가지고 조기 검진을 받아 적극적 대처를 해야 한다. 증세에 따른 한약 치료를 하는 데 있어 순환이 문제가 된다면 예방적 치료로 기혈 순환을 촉진시키고 몸 안에 담음, 어혈 등이 있으면 그 병리적 인자를 제거하기 위해 거담제나 거어혈제 등을 응용하고 너무 기운이 없어 기혈 순환이 안 된다면 기운을 북돋우면서 순환시켜야 한다.

질병을 치료함에 있어서는 그 사람의 몸의 기운 상태를 정밀하게 체크하여 치료를 진행시켜야 한다. 그러나 중풍 예방에 대한 노력을 했든 안 했든 불행하게도 중풍이 발병하면 일단 위험한 상황으로부터 인명을 지키는 것이 우선이다. 이때 구급혈에 자락 사혈요법과 자침을 하고 중풍 초기의 한약을 응용하게 되는데 대부분 잘 알고 있는 우황청심환, 그리고 사람의 목숨을 지속시킨다는 이름의 소속명탕, 풍을 제거한다는 소풍탕,

배풍탕, 기를 잘 돌게 한다는 성향정기산가감방 등 그 외에도 언급하지 않은 수많은 처방에 적당한 한약재를 병의 증세에 따라 가감하게 된다.

물론 한약 투여는 환자가 입으로 음식물을 스스로 넘길 수 있는지가 매우 중요하다.

만일 의식이 없고 연하장애가 있는 환자에게 약을 먹이면 기도를 통해 폐에 이물질이 들어가 질식할 위험뿐만 아니라 흡입성 폐렴의 합병증이 발생할 수도 있기 때문이다. 다행히 환자가 위험한 고비를 넘기고 나면 그 후부터 한약치료는 중풍의 근본 원인인 풍風, 화火, 담痰, 허虛를 없애고 환자의 체질과 증證에 따라 구체적 운용을 하게 된다.

예를 들어 풍이 원인인 경우 진간식풍탕, 천마구등음, 영양구등탕 등을 응용하고, 화인 경우는 방풍통성산, 황련해독탕, 삼황사심탕, 자음강화탕 등을 응용한다. 담인 경우 척담탕, 소풍도담탕, 도담탕 등을 사용하게 되는데 모두 이름에 담자가 들어 있는 것은 모두 담을 제거한다는 뜻이 있기 때문이다.

허한 경우 기허에는 사군자탕, 보중익기탕 혈허에는 사물탕 기혈양허에는 팔진탕을 응용하는데 실제 임상에서는 환자의 상태가 정확하게 구분되는 경우는 드물고 복합된 상태가 오히려 더 많기 때문에 처방을 할 때 약물 가감이 많은 편이다. 이는 환자의 한열 허실이 각각 다르기 때문에 몸이 덥다는 환자, 몸이 으슬으슬 추위를 잘 타는 환자, 몸의 정기가 부족한 환자, 병적 기운이 너무 지나치게 강한 환자 등으로 나누어 그에 상응하는 처방의 선택과 약물 선택을 달리한다.

더운 환자에게는 시원한 약을 쓰고 추운 환자에게는 따뜻한 약을 쓰고 허한 환자에게는 기운을 북돋아 주는 약을 쓰고 실한 환자에게는 너무 지나치지 않도록 감해 주는 치료를 구사하여 중간을 만드는 것이다. 덥지도 춥지도 모자라지도 남지도 않는 그 중간의 상태를 만드는 것이 한방 치료의 기본 원칙이다.

그리고 환자가 현재 장애를 느끼는 증상들 중에서 대소변 장애, 가래가 그렁그렁 하는 증상, 의식이 명료하지 못한 증상, 두통, 어지러움, 불면, 언어장애, 팔다리의 저림증, 비관이나 우울증 등 수많은 장애 증상들의 상태에 따라 처방이나 약물은 달라지게 마련이다. 그리고 환자의 병세의 변화에 따라 처방도 바뀌게 된다.

그리고 체질의학에서는 사람을 태양인, 태음인, 소양인, 소음인 등으로 장부의 대소에 따라 4체질로 나누어 독특한 인체의 생리, 병리적 상황을 해석하여 처방을 구성하게 된다.

① 중풍의 침치료

중풍의 침치료는 인체의 기혈 순환을 촉진시키고 장부臟腑의 허실을 조절하는 작용을 한다. 요즘은 침의 진통작용의 기전이 과학적인 실험을 통해 어느 정도 밝혀져 단순한 전통 의학이 아닌 과학적인 치료로 인정받게 되었다. 서양에서도 침의 효과에 대한 연구가 활발히 진행되고 있으며, 침이 엔돌핀 생산을 증가시키며 뇌의 피질에 산소 공급을 증가시킨다는 연구 결과를 발표했다.

침치료는 마비된 팔다리의 기혈 순환을 촉진하고 손상된 뇌세포에 활력을 제공하는 한방의 주요 치료 수단이다. 한방에서 사용하는 침치료 방법은 다양하다. 그중에서 양릉천침법, 체침법, 사암침법, 이침법, 체질침법, 동씨 침법, 전침법, 레이저 침법, 약침법 등이 보편화되어 있다.

ⓐ 양릉천(陽陵泉) 침법

동서한방병원 박상동, 임은철, 박세진(한국한의학연구원 중풍 표준화연구위원) 중풍센터 연구팀과 카톨릭의과대학 전신수 교수팀이 공동으로 연구한 양릉천 침법이 동양의학의 최고 권위지 〈아메리칸저널 오브 차이니즈메디신〉에 게재되었다.

손발은 뇌의 운동피질에서 내린 지령에 따라 움직일 뿐이지 반대로 손발을 침으로 자극하여 뇌의 운동피질을 활성시킬 수 없다는 종래의 현대의학 이론을 뒤집는 연구 결과를 세계 최초로 내놓았다.

이번 연구에서 침으로 정확하게 손발을 자극하면 운동피질이 활성화된다는 증거를 자기공명영상으로 확인하였다. 연구팀은 2001년 2월부터 2004년 12월까지 테스트할 인원을 A그룹과 B그룹으로 나눠 A그룹은 중풍腦卒中 치료에 효과가 가장 높은 족소양담경足小陽膽經 양릉천혈에 침을 놓았으며, B그룹은 양릉천혈 주위에 침을 놓은 뒤 기능성자기공명영상f-MRI으로 뇌를 촬영했다. 그 결과 A그룹은 모두 뇌의 운동피질이 활성화된 반면 B그룹에서는 아무런 변화가 나타나지 않았다. 이와 같은 사실은 마비를 침술로 풀 수 있다는 과학적 타당성을 확인시키고 있으며 한방과학에도 돛을 올린 것과 같은 발전의 추진력을 얻게 된 쾌거가 되었다.

동물실험에서 경락이 확인된 적은 있지만 사람에게서 경락과 경혈의 존재가 입증된 것은 이번이 처음이다. 또 마비가 올 때 마비가 없는 반대쪽 팔다리에 침을 놓는다는 《동의보감》의 이론을 과학적으로 확인시켰다.

이 사실과 관련하여 2005년 2월 9일 MBC 뉴스 시간에 서울대 물리학부 송광섭 교수는 경락을 인정하였다.

한편 침술에 의한 자극은 대뇌의 운동피질을 자극한다는 제목으로 〈아메리칸 저널 오브 차이니즈메디신〉에 게재된 연구보고서의 '연구개요' 및 '연구성과' 원본은 다음과 같다. 그리고 이와 같은 뉴스는 동아일보에 실렸고, MBC와 KBS에서도 보도되었다.

The American Journal of Chinese Medicine, Vol. 33, No. 4, 573–578
© 2005 World Scientific Publishing Company
Institute for Advanced Research in Asian Science and Medicine

Acupuncture Stimulation for Motor Cortex Activities: A 3T fMRI Study

Sin-Soo Jeun,[*] Jeong-Seok Kim,[†] Bum-Soo Kim,[‡] Sang-Dong Park,[§]
Eun-Chul Lim,[§] Gi-Soon Choi[§] and Bo-Young Choe[†]
Departments of [*]Neurosurgery, [†]Biomedical Engineering and [‡]Radiology, College of Medicine
The Catholic University of Korea, Seoul, Korea
[§]Dong-Seo Hospital of Oriental Medicines, Seoul, Korea

Abstract: The acupoint, GB34, located in the back of the knee, is known to be effective in recovering motor function after a stroke. This study uses a functional magnetic resonance imaging (fMRI) study with 3T scanner to investigate whether or not acupuncture of GB34 produces a significant response of the modulation of somatomotor areas. A fMRI of the whole brain was performed in ten normal healthy subjects during two task stimulations of acupuncture manipulation on GB34 and sham points, inserting and twisting the needle for 25 seconds at a rate of approximately 120 times per minute; the needle manipulation was paused for a duration of 25 seconds as a control state. The process was repeated four times to have four epochs of stimulation. Bilateral sensorimotor areas (BA 3, 4, 6 and 7) showed approximately 6% of stimulation-related BOLD signal contrast, whereas very few areas were activated when sham stimulation was given. Acupuncture stimulation in GB34 modulates the cortical activities of the somatomotor area in humans. The present findings may shed light on the CNS mechanism of motor function by acupuncture, and form a basis for future investigations of motor modulation circuits in stroke patients.

Keywords: Acupuncture; Functional Magnetic Resonance Imaging.

Introduction

Acupuncture is an ancient therapeutic modality originating in ancient China; it has been used extensively in Oriental medicine. Acupuncture techniques are based on the theory of meridians and energy flow, which evolved after painstaking observation against a background of Chinese philosophy. However, acupuncture was not widely introduced as an alternative medicine in the West until the scientific basis of acupuncture analgesia began to be explored in the early 1980s (Han and Terenius, 1982; Melzack, 1994; Pomeranz,

Correspondence to: Dr. Sin-Soo Jeun, Department of Neurosurgery, Kangnam St. Mary's Hospital, College of Medicine, The Catholic University of Korea, #505 Banpo-Dong, Seocho-Gu, Seoul 137-040, Korea. Tel: (+82) 2-590-2734, Fax: (+82) 2-594-4248, E-mail: ssjeun@catholic.ac.kr

※ 〈아메리칸저널 오브 차이니즈메디신〉지에 발표된 '양릉천 침법의 개요'

Results

All subjects successfully underwent the designated acupuncture stimulation without any undesirable peripheral sensations that are known to be associated with high-field environments. Two subjects with significant motion (i.e. more than 2 mm from the first image set) were excluded from further data analysis. All the remaining ten subjects reported that the "Deqi" phenomenon was present during the acupuncture stimulation but absent during the sham stimulation. Neither imagery nor pain was reported by any of the subjects.

The activation map from group analysis across the ten individuals (Random Effect Analysis, thresholded at $p < 0.01$ d.f. = 4) from Fig. 1B shows that there were several motor-related regions that showed BOLD signal change during GB34 stimulation. The areas include bilateral premotor [Brodmann's Area (BA 6)], superior parietal lobule (BA 7) and left primary motor areas (BA 4). During the sham stimulation near GB34, the majority of these areas [except premotor areas (BA 6)] did not show eloquent activation, suggesting the spatially dependent selective efficacy of the acupuncture. A small activation locus of the right middle frontal lobe (BA 8) was observed during the sham stimulation. In the examination of the time course of signal changes during the primary motor area from subjects, a signal contrast of ~6% (compared to 2%–3% in the 1.5T environment) with respect to the baseline signal level was observed. The Talairach coordinate of the activation in BA 4 was x-y-z = −37; −22; 62; this was very close to the hand motor area observed from brain mapping via electrocortical stimulation and PET study (x-y-z = −37; −23; 57) (Boling *et al.*, 1999).

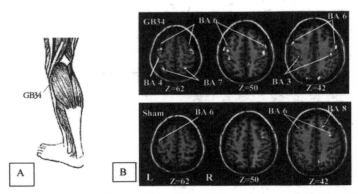

Figure 1. (A) An illustration of GB34 in the left leg. (B) Averaged group activation map (threshold in $p < 0.01$) from ten subjects using random-effect analysis employing two stages of hierarchical process. Axial slices at three different Talairach coordinate levels in superior-inferior directions (z = 62, 50 and 42) were shown for both GB34 stimulation (upper row) and for sham stimulation (lower row).

※ 〈아메리칸저널 오브 차이니즈메디신〉지에 발표된 '양릉천 침법의 결론'

東亞日報

뇌가 잘못됐는데 다리에 鍼을?

'침의 신비' 과학적 입증

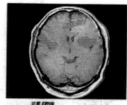

전신수교수-박상동원장
뇌중풍환자 MRI로 확인

뇌중풍(뇌졸중)으로 한쪽 팔다리가 마비되면 한방에서는 침(鍼)을 놓는다. 그러나 현대의학은 침술의 효과를 부정한다. 팔다리에 침을 놓는다고 운동을 담당하는 뇌 기능이 좋아지지는 않는다는 것.

이 이론을 뒤집는 과학적 연구 결과가 국내 연구진에 의해 세계 처음으로 나왔다.

가톨릭대 의대 신경외과 전신수(全信秀) 교수와 동서한방병원 박상동(朴相東) 원장 등이 공동 연구한 이 내용은 동양의학의 최고권위지인 '아메리카저널 오브 차이니즈 메디신'에 게재될 예정이다.

▽마비, 침술로 풀 수 있다=현대의학의 관점에서는 손발은 뇌의 운동피질에서 내린 명령에 따

라 움직인다. 반대로 손발에 자극을 줬다 해서 뇌의 운동피질이 활성화되지는 않는다. 그러나 이번 연구에서 침으로 정확하게 자극하면 뇌의 운동피질이 활성화되는 것으로 확인됐다.

연구팀은 2001년 2월부터 지난해 12월까지 20명을 두 그룹으로 나눠 A그룹에는 뇌중풍 마비 치료 효과가 가장 높은 양릉천(陽陵泉)혈에 침을 놓고 B그룹에는 양릉천혈 주위에 침을 놓은 뒤 기능성자기공명영상(f-MRI)으로 뇌를 촬영했다. 그 결과 A그룹은 모두 뇌의 운동피질이 활성화된 반면 B그룹은 아무런 변화가 없었다.

▽한방 과학화, 돛 올렸다=동물실험에서 경락이 확인된 적은 있지만 실제 사람에게서 경락과 경혈의 존재가 입증된 것은 이번이 처음이다. 또 반쪽 마비가 올 때 마비가 없는 반대쪽 팔다리에 침을 놓는다는

사진제공 전신수 교수
양릉천혈에 침을 놓은 후의 뇌 사진. 정확하게 침을 놓았을 때는 뇌의 운동피질이 활성화되었다.

동의보감의 내용이 과학적으로 타당하다는 것도 이번에 확인됐다.

이번 연구결과 왼쪽 다리의 양릉천혈에 침을 놓으면 왼쪽 뇌의 운동피질이 활성화됐다. 과학적으로 왼쪽 뇌는 인체의 오른쪽을 지배한다. 따라서 왼쪽 뇌가 활성화되면 인체의 오른쪽 운동기능이 개선되는 것이다. 결국 마비된 반대쪽에 침을 놓는, 그동안의 침술치료법이 과학적 근거를 갖게 된 셈이다.

김상훈기자 corekim@donga.com

가톨릭대 의대 신경외과 전신수교수팀과 본원 박상동병원장·임은철의무원장팀의 공동연구로 침술을 통한 뇌졸중(중풍) 치료에 대한 기사입니다.

2004년 10월 13일자 9시 뉴스방송

가톨릭대학교 의대 신경외과 전신수교수팀과 본원 박상동병원장?임은철의무원
장팀의 공동연구로 침술을 통한 뇌졸중(중풍)치료 과학적입증 - KBS뉴스9

[건강과학] '침의 신비' 과학적 입증

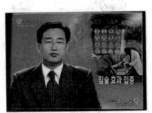

침술 효과 입증

◉앵커 : 침술 치료 효과가 국내 연구진에 의해서 세계 최초로
과학적으로 입증됐습니다. 보도에 한기봉 기자입니다.
◉기자 : 한 달 전 뇌졸중으로 쓰러진 환자. 왼쪽 팔과 다리가
완전 마비됐으나 지금은 조금씩 움직일 수 있게 됐습니다. 침
술치료 덕분입니다. 왼쪽 신체가 마비됐지만 침을 맞는 부위
는 오른쪽 종아리에 있는 양릉천 혈입니다.

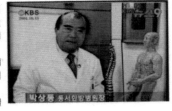

박상동 동서한방병원장

◉박상동 (동서한방병원·동서병원장) : 뇌혈관이나 혈액
이나 뇌의 병을 치유하는 혈입니다. 그래서 바로 양릉천
을 치료함으로 인해서 뇌경색이나 뇌출혈을 치료하는 데
아주 탁월한 효과 지금 보고 있습니다.
◉기자 : 한의학에서는 이처럼 마비된 부위 반대편 혈에
침을 놓아 치료를 해 왔으나 현대의 과학수준에서 검증이
어려워 인정을 받지 못했습니다.
그러나 한 대학 연구진이 특수자기공명장치 등을 이용해
침술효과를 증명했습니다.

◉ 전신수(가톨릭대 신경외과 교수) : 그 침을 놓을 때 동측의 뇌의 운동피질이 활성화되는 것을 알 수 있
었습니다. 이는 이 활성화된 피질이 마비된 신체 일부를 회복시
키는 데 중요한 역할을 하리라 생각됩니다.

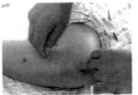

◉기자 : 오른쪽 종아리 양릉천 혈에 침을 맞을 경우 오른쪽 뇌
의 피의 흐름과 산소 공급이 활발해진 모습이 보이지만 다른 곳
에 맞을 경우 오른쪽 뇌는 아무런 변화가 없습니다.
인체의 365개 혈에 침을 놓아 병을 치료하는 한의학은 이번 연
구로 치료효과가 과학적으로 입증돼 명실상부한 의학으로 자리
잡게 됐습니다.
KBS뉴스 한기봉입니다.

102   제6장 중풍의 치료

가톨릭대학교 의대 신경외과 전신수교수팀과 본원 박상동병원장 · 임은철의무원
장팀의 공동연구로 침술을 통한 뇌졸중(중풍)치료 과학적입증

[MBC뉴스데스크 2월9일 방송] "한방은 과학"

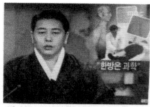

● 앵커 : 과학적 근거가 부족하다는 이유로 불신을 받아온 한의
학이 새롭게 부각되고 있습니다. 침의 신비가 밝혀지고있고 경락
으로 추정되는 제3의 인체기관도 발견됐습니다. 김승환기자입니
다.
● 기자 : 뇌졸중 마비증세를 치료하는 데 효과가 있다는 무릎
아래 양릉천 혈에다 침을 놓았습니다. 그리고 즉시 MRI로 환
자의 뇌를 촬영했습니다. 대뇌 속에 운동피질이 급격히 활성화되
는 것이 선명하게 나타났습니다.

● 전신수 교수 (가톨릭의대 신경외과) : 운동피질이 활성화
되는 것은 마비환자의 기능회복에 긍정적으로 작용을 할 수
밖에 없겠지요.
● 박상동 병원장 (동서한방병원) : 자신있게 어떤 뇌질환이
나 또 마비질환 치료할 수 있는 계기가 되었다고 생각합니다.
● 기자 : 가톨릭의대와 동서한방병원의 공동 연구 결과는
미국 동양의학회지에 실렸습니다.

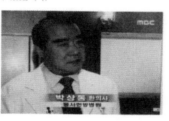

경락의 실체도 베
일이 벗겨지기 시작했습니다.
서울대 물리학과 연구팀이 최근 토끼의 혈관과 내장에서 미세한
관을 찾아냈습니다.
기존 해부학책에 없는 이 관에서는 산알이라는 미세한 알갱이들이
분주히 돌아다닙니다.
DNA를 내포하고 있는 이것이 바로 제3의 순환계인 경락의 일
부라고 연구팀은 밝혔습니다.

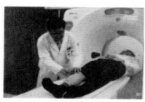

● 소광섭 교수 (서울대 물리학부) : 혈관 안에는 혈액만이 흐르는데 이와 같이 줄이 있다는 것을 저희들이
확인했기 때문에 이 줄의 출처를 생각하면 경락 학설 이외에는 설명할 길이 없습니다.
● 기자 : 침의 효과가 입증되고 경락이 발견되면서 한방에 대한 관심도 폭발적으로 늘어나고 있습니다. 그
렇지만 아직도 경험에 의존하는 주먹구구식 처방이 주종을 이루고 있어서 한방의 표준화가 시급한 실정입니
다. MBC뉴스 김승환입니다.

ⓑ 체침법

전신을 대상으로 침을 놓게 되는데 그냥 막 놓는 것이 아니라, 인체의 기가 일정한 경로를 흘러 다니는 경락이라 것과 그 경락상에 기가 많이 모여 있는 경혈이라는 곳을 잘 응용하여, 어떤 일정한 규칙과 경험 등에 의해 효과적인 침자리를 선정하여 각종 질환을 치료하는 침법이다. 중풍 치료에 있어서 대표적인 혈자리로는 백회, 인중, 곡지, 합곡, 족삼리, 태충 등이다.

ⓒ 사암침법

지금으로부터 대략 400여 년 전에 사명대사의 수제자였던 사암도인이 창안한 것이다. 이것이 우리 민족 고유의 침법으로 전래되어 왔으며, 십이경락의 허실을 판별하여 여기에 목, 화, 토, 금, 수라는 오행의 상생상극의 이론에 부합되도록 각 경락과 장기의 균형을 조절하는 침법이다.

ⓓ 이牙침법

말 그대로 귀에다 놓는 침법이다. 간혹 사람들 중에 귀에 조그만 침을 꽂고 생활하는 사람을 볼 수 있다. 이것이 이침 치료 중인 경우로서, 귀의 모습을 태아가 거꾸로 웅크린 자세로 보고 거기에 상응하는 혈 자리를 구성시킨 것이다. 예를 들면 귓불은 이침에서는 두면부에 해당된다. 물론 귓불 안에도 또 세세한 혈자리가 존재하고 있다. 한방에서는 우리 몸의 각 부위가 인체의 전체를 대표하고 그 상응하는 부위에 침을 놓으면 효과를 발휘한다는 학설이 있는데, 요즘에는 이 침법뿐만 아니라 수지침, 족 침, 면침, 두침 등의 침법이 활용되고 있다.

ⓔ 체질 침법

환자의 체질을 판별하여 체질적으로 약한 장기를 보강하고 강한 장기를 억제시키는 방법으로 치료를 하는 침법이다. 이때 체질의 정확한 감별이 우선되어야 하며 체질이 확정된 경우에 우수한 치료 효과를 나타낸다. 체질 침법에는 태극침법과 팔체질침법이 있다.

ⓕ 동씨 침법

중국의 동씨가에 내려오는 가전의 경험적 침법으로서 일반적인 정혈자리가 아닌 동씨가만의 특별한 혈에 침을 놓아 치료하는 방법이다. 요즘 국내에서도 동씨 침법이 많이 연구되고 있다.

ⓖ 전침법

전침 기기로 이미 인체에 자입刺入된 침에 전기 자극을 주어 침의 자극을 더욱 깅하게 하는 침법이다. 통증이나 마비 환자에 강한 자극이 필요할 때 응용하는 침법이다.

ⓗ 레이저 침법

레이저를 피부에 조사할 때 국소의 혈관 확장, 진통, 소염작용이 있으므로 이것을 침술에 응용하는 치료법이다. 통증이 없고, 상처가 없으며 감염의 염려가 없다는 장점이 있다. 침을 매우 무서워하거나 소아 환자에게 도움이 된다.

ⓘ 약침요법

한약에서 추출된 주사기를 이용해 직접 인체의 경혈, 피하, 정맥 등에 주사하는 치료법으로서, 투여 용량이 정확하고, 약효의 발현이 빠르고, 약물의 해독을 감소시킬 수 있고, 내복하기 힘든 환자에게 사용할 수 있는 장점이 있다.

① 봉독치료

자연 상태의 벌독에서 추출하여 정제한 맑고 투명한 액체를 사용한다. 벌들의 독성은 폴리펩티드, 효소 등 다양한 물질로 이루어진 혼합체이다. 이 중에서 펩티드는 강한 쓴맛이 나는 방향성 물질이다. 이 물질을 해당 경혈에 자입하는 방법으로 질병의 치료에 이용하는데 진통, 소염작용이 있으며 면역기능을 증가시켜 준다.

현재 침술이 주목받고 있다. 미국식품의약청FDA과 세계보건기구WHO에서도 침술의 효과를 인정하고 있다.

현대 의학에서는 침술에 대해 신경학적 접근법을 쓴다. 침으로 신경을 자극하면 뇌로 자극이 전달되어 엔돌핀 등 호르몬 분비에 영향을 미친다는 가설이다. 반면 한의학에서는 기와 혈의 통로인 경락을 자극해 뚫어줌으로써 질병을 고친다고 해석한다. 원리에 대한 이해는 양·한방이 서로 다르지만 효과를 인정하는 점은 일치하고 있다.

한의학에서는 침의 효과를 물의 흐름에 비유한다. 한두 번 물길을 텄다고 맑아지지 않는 것처럼 기氣를 틔우려면 최소 3회는 침을 맞아야 한다는 것이다. 질병에 따라 15~20회를 맞아야 하는 환자도 있다. 침을 맞는 빈도는 보통 2~3일 간격을 두는 것이 효과적이다.

② 뜸요법

중풍에 뜸요법이 매우 많이 이용된다. 뜸의 재료는 일반적으로 우리나라의 산과 들에서 널리 자라는 국화과에 속한 약쑥을 이용한다. 쑥은 생명력이 왕성하고 질긴 것이 큰 특징이다. 뜸을 뜨면 경락을 잘 통하게 하며 음한을 없애고 양기를 보하는 작용으로 인체의 저항력을 높이고 혈액순환 장애와 기력을 보강하는 데 큰 효과가 나타난다.

시술 방식에 따라 직접구 간접구 형태로 나뉜다. 직접구는 쌀알 만한 크기의 뜸을 피부에 직접 부착하여 뜸을 뜨는 방식이고, 간접구는 뜸과 피부 사이에 어떤 중간 물질, 예를 들면 생강 편, 마늘 편, 간접구 용지 같은 것들을 놓고 뜨는 방식인데 직접구에서 야기되는 화상을 줄이고 작열감을 감소시키면서 매개체의 의한 피부 자국도 덜 남길 수 있다. 요즘은 간접구 형식을 많이 응용하고 있으며, 그 밖에 30분 이상 지속적 자극을 줄 수 있는 왕뜸요법도 있다.

뜸요법은 마비질환의 회복에 매우 중요한 역할을 하고 있으며 침치료를 할 수 없는 환자에게 양기를 보하는 효력을 발휘한다.

③ 자락(刺絡)요법

자락요법을 자혈刺血요법, 또는 사혈瀉血요법이라고도 하며 삼릉침이나 피부침 등을 환자의 신체 표면의 모세혈관에 삽입하여 소량의 혈액을 빼 내 질병을 치료하는 방법이다. 그 효과는 구급, 지통, 해열 국소순환 조절, 소염 등의 효력을 발생시킨다. 체했을 때 손가락을 바늘로 따는 것도 자락요법에 속한다.

한방병원 응급실에서도 중풍 응급 환자에게 이 자락요법을 많이 응용한다.

④ 부항(附缸)요법

부항법을 발관법, 흡각요법이라고도 하는데 관이나 작은 항아리 속에 알코올 솜을 태워 순간적으로 산소를 연소시켜 진공 상태를 만들거나, 투명한 플라스틱 컵 같은 용구에 펌프로 컵 속의 공기를 제거해 컵 내부의 음압으로 피부를 위로 올라오게 한다. 이때 피하조직의 나쁜 가스를 체외로 배출시켜 혈액을 정화하는 방법으로 질병을 치료하는 효과를 나타내게 한다.

시술 방식에 따라 피부 바깥으로 피를 나오지 않게 하는 건부항법이 있고, 흔히 타박 같은 것으로 피하에 어혈이 생겼을 때 그것을 빨리 체외로 제거하고자 할 때 삼릉침이나 피부침 등으로 피부에 자극을 주고 상처를 내어 부항으로 피를 내는 습부항법이 있다.

습부항 시 주의점은 상처 부위의 감염인데 사용하는 부항기나 침이 소독된 것으로 해야 한다.

⑤ 추나(推拏)요법

한의사가 수기법, 즉 손이나 신체의 다른 부위 또는 추나 테이블 등을 이용하여 환자의 신체에 힘을 가하여 척추나 근육관절의 불균형을 바로잡아 생리 및 병리적 상황을 조절하여 치료 효과를 보게 하는 요법이다. 이제는 그 치료 효과가 널리 알려져 있어 많은 사람들이 관심을 갖게 된 치료법 중의 하나이다.

⑥ 첩대(貼帶)요법

인체의 특정 근육이나 경락 및 경혈(침을 시술할 수 있는 경락상의 자리) 부위에 테이프를 부착하여 테이프에 의한 자극을 통해 기혈의 흐름을 원활하게 하여 근육과 인대의 긴장을 이완시켜 치료하는 방법이다. 첩대요법은 인체의 균형을 바로 집아 질병을 치료하는 비약물 요법이다.

장점으로는 무통, 저자극, 테이프를 붙이고 있는 동안의 지속적 치료 효과와 함께 임산부, 소아, 노약자, 침에 대한 두려움이 있는 환자에게 유용한 치료법이다. 그러나 알러지성 피부 환자에게는 시술 후 첩대 부착면의 소양증으로 지속적인 치료의 어려움이 있을 수 있다.

현재 많이 활용되는 테이프요법에는 탄력 테이프, 스파이랄 테이프, 침점 테이핑 등이 있다.

⑦ 향기요법

자연요법의 한 분야로서 향기요법은 방향성 식물이 지니고 있는 정유(精油: EssentialOil)를 이용하여 코로 냄새를 맡게 하거나 목욕물에 희석하여 코와 피부를 통해 흡수되게 하기도 하고 경락이나 경혈 부위에 마사지를 하여 그 효과를 증대시키기도 한다. 일정한 공간에서의 자신의 질병과 증상에 알맞은 향기를 맡거나 목욕을 하거나 신체 어떤 부위에 마사지를 한다는 요법이다.

정서적으로 불안, 긴장, 우울, 불면, 두통 등의 신경정신과적 질환이나 감기, 천식, 알레르기성 비염, 축농증 등의 호흡기 질환, 소화장애, 변비, 설사 등의 소화기 질환 및 각종 피부질환 등에 좋은 효과를 나타낸다.

4
양방 치료

중풍은 뇌혈관에 장애가 생겨 일어나는 질병으로서 뇌경색, 경막하출혈뇌내출혈, 경막외출혈 및 지주막하출혈 등의 형태로 나타난다.

① 뇌경색으로 유발되는 중풍은 전체 중풍의 사례 중 60%를 훨씬 상회하는 제일 많은 케이스에 해당하고 있으며, 혈전이 뇌동맥에 쌓이고 혈관이 막혀 주변의 뇌조직에 산소 공급이 중단되기 때문에 뇌세포의 괴사로 인해 발병하는 것이다.

② 경막하출혈에 의해 발병하는 중풍은 뇌혈관의 손상이나 파손, 뇌혈관에 생긴 혹이 파열되어 발병하는 증상이다.

③ 지주막하출혈로 발병하는 중풍의 비율은 높지 않으나 환자의 50% 이상이 사망하는 무서운 병이다. 또한, 지주막하출혈을 일으키면 심한 후유증이 남게 된다.

④ 그밖에 머리의 외상이나 뇌종양이 중풍을 일으킨다.

이와 같은 뇌출혈이나 뇌경색, 지주막하출혈 또는 그 밖의 원인들로 중풍이 발병하면 다음과 같은 증상이 나타나게 되는데, 그때의 중풍의 치료는 원인과 증상에 따라 치료의 지침이 정해지게 된다.

① 뇌압항진　　② 뇌허혈　　③ 의식장애
④ 뇌사　　　　⑤ 심한 두통　⑥ 경련 발작

모든 중풍 치료의 기본은 전체적으로 내과적 치료와 수술적 치료로 진행시키는데 출혈량이 많거나 뇌종양 뇌동맥류 등은 일반적으로 수술적 치료를 고려하게 된다. 반면에 대부분의 뇌경색이나 출혈량이 적은 뇌출혈은 내과적인 보존적 치료로 다스린다. 중풍의 양방 치료는 급성기에 출혈로 인한 뇌부종 때문에 두개강 내압이 급속히 상승하는 것을 조절하고 폐렴 등의 2차 감염의 치료를 우선하게 된다. 그와 병행하여 모든 발병 위험인자를 조절하는 순서로 치료를 실시한다.

뇌경색증의 내과적 치료의 예방 치료로서 중풍의 위험인자인 고혈압, 흡연, 당뇨, 고지혈증, 심장질환 등에 대한 적절한 치료를 실시하고 뇌경색이 발병한 후에 아스피린 등의 항혈소판제를 투여하여 혈전, 색전 형성을 억제하도록 한다.

급성 뇌경색에 대한 내과적 치료는 기도 확보와 충분한 산소를 공급하면서 적절한 혈압 유지를 지속시키고 혈액 공급을 제대로 받지 못하는 뇌 부위에 다시 혈류가 개시되도록 시도한다. 뇌경색에서의 혈전용해제는 발병 3시간 이내에 사용해야 효과가 있다.

급성기의 뇌경색에 항응고제를 사용하지만 이로 인한 뇌출혈의 위험이 있으므로 혈액 응고 시간에 대한 검사가 선행되어야 한다. 그 밖에 최근에는 캄슘길항제, 혈액희석 등의 치료가 시험적으로 행해지기도 한다. 만약 뇌부종이 진행되었으면 고삼투압성 이뇨제를 사용하여 뇌압을 낮추는 치료를 해야 한다.

고혈압으로 인한 뇌내출혈의 경우 출혈량이 많지 않고 환자에게 의식이 있으면 혈압 조절 및 두개 내압 조절을 하면서 내과적 보존적 치료를 실시한다. 뇌출혈의 외과적 수술은 환자의 연령, 건강 상태, 뇌출혈 부위, 출혈량, 환자의 신경학적 상태, 임상 경과 등을 고려하여 결정하게 되는데 뇌출혈 부위와 환자의 건강 상태가 가장 중요하다. 경막외출혈, 경막하출혈, 피각, 피질하, 소뇌출혈, 뇌동맥류의 파열로 인한 지주막하출혈의 경우 수술을 고려하게 되고 그밖에 점진적으로 신경학적 증상의 악화되거나 또는 뇌압이 상승하면 수술을 고려하게 된다.

수술적 치료를 하지 않는 환자는 다음과 같다. 혈압이나 호흡을 인공적으로 유지시켜야 되는 환자, 심한 신경학적 결손이 있고 의식이 급속히 나빠지는 환자, 보존적 치료만으로 안정 상태에 들어간 환자, 의식 상태의 불량으로 수술 금기에 해당하는 환자, 의식이 명료한 환자 그리고 시상 및 뇌교부위의 출혈이 있는 환자다.

중풍이 발병하면 우선 두개내압 항진을 제거시키는 치료를 실시하여 뇌 헤르니아를 방지하는 것이 무엇보다 중요하다.

① 약물요법
고침투압 제제를 투여하여 혈액의 침투압을 높이고 두개 내의 수액이나 뇌부종을 혈액 속으로 흡수시켜 소변으로 배출시켜 뇌압을 내리 게 한다.

② 외과적 치료법

ⓐ 수두압을 동반하는 경우, 수액을 배제하여 두개내압을 내리게 하는 뇌실배수drainage를 실시한다.

ⓑ 두개골의 일부를 절제하여 경막을 자르고 인공경막으로 보강하 여 두개의 내부 공간(두개골이 둘러싸고 있는 용적)을 확대시키는 감압 두개수술을 한다.

ⓒ 혈종 제거, 종양 적출 등으로 중풍질환의 원인을 제거하는 수술 을 한다.

③ 그 밖의 방법

ⓐ 호흡을 관리하여 산소 공급을 충분히 하고 호흡기로 호흡을 늘 린다.

ⓑ 환자를 담요로 싸고 냉수를 순환시켜 체온을 섭씨 32~35도로 내려서 뇌의 대사를 저하시켜 두개압을 내리는 저체온요법을 실 시한다.

中
風

5
중풍의 양·한방 협진 치료

중풍의 양·한방 협진 치료는 중풍의 진단을 위해 다나 MRI, 뇌혈관조 영술 뇌혈류 측정 등의 진단 방법을 활용하여 뇌혈관의 폐색이나 파열을 알아내고 그 부위와 병변의 크기를 진단한 다음, 외과적 수술을 적응해야 할 질환은 먼저 수술을 시행하고, 한약, 침, 뜸, 재활 치료를 차례로 시행하는 시스템이다. 한편 내과적 보존적 치료가 적응이 되는 질환은 한약, 침, 뜸, 재활 치료를 주로 하지만 급성기에 뇌압의 강하, 혈압의 조절, 혈당의 조절, 수액의 공급, 감염의 치료에는 양방 약물을 투여하여 환자의 회복에 효율적으로 대처하는 이상적인 치료 방법이다.

글로벌 시대의 의료 발전의 새로운 장을 열어나가기 위해 한의학과 서양의학이 상호 보완적인 차원에서 서로의 장점을 발견하여 접목시켜 나가는 것이 바람직하다.

예컨대 우주의 기본 질서인 음과 양의 밸런스, 즉 호메오스타시스 homeostasis를 치료 과정에서 어떻게 회복 유지시킬 것이라는 과제를 설정하고 이에 준거한 연구를 진척시켜 나간다면 동서 의학 발전에 크게 기여할 것으로 판단된다. 그리고 그것은 병들어 양이 득세하면 열熱이 나고, 음이 득세하면 한寒이 된다는 가장 기초적인 평범한 이론에서 출발하는 것이다.

7 중풍의 후유증과 합병증 및 재활 치료

1

중풍의 후유증

중풍은 정도에 따라 각기 다른 후유증이 남는다. 중풍은 뇌조직, 즉 뇌 세포를 손상시키는 질병이다. 뇌는 우리 몸에 있어서 생명을 유지하고 활동하는 데 있어서 매우 중요한 기관이다. 이러한 기관이 손상을 받게 되면 그 뇌세포가 담당하던 역할을 할 수 없게 된다.

특히 생명을 유지하는 뇌간의 세포가 손상을 받게 되면 바로 사망에 이르게 된다. 또 팔다리를 움직이는 뇌세포가 손상을 받게 되면 팔다리를 움직일 수 없게 되고, 언어를 담당하는 뇌세포가 손상을 받게 된다면 말을 할 수 없게 된다. 이 밖에도 뇌가 우리 몸에 모든 기관을 다스리므로 그 영역에 손상을 받게 된다면 그에 상응하는 증상이 발생하게 되는 것이다.

또 한번 죽은 세포는 마치 사람이 한번 죽으면 살아날 수 없듯이 다시 살아날 수 없다. 그러나 그 뇌세포의 주위에 있는 세포가 죽은 세포의 기능을 어느 정도 대신해 줄 수 있기 때문에 중풍은 치료가 될 수 있는 것이다.

이가 없으면 잇몸으로 대신하는 걸 '보상작용'이라고 하는데, 이러한 보상작용이 완전할 수는 없다. 엄마가 돌아가셔서 새엄마가 왔을 때 어찌 자기를 낳아 준 엄마와 똑같을 수 있겠는가? 그러므로 중풍 환자는 정도에 차이는 있지만 대부분 후유증을 남기게 된다.

중풍의 후유증은 뇌에 병이 생긴 부위와 크기에 따라 달라진다. 그리고 환자의 나이와 치료에 대한 협조 정도에 따라 후유증이 달라지기도 한다. 후유증이 적은 경우는 젊은 사람, 당뇨, 고혈압, 심혈관질환 등의 성인병이 없는 사람, 뇌의 바깥쪽에 병이 있는 경우, 병소의 크기가 작은 경우에 후유증도 경미하게 남게 된다.

회복이 늦고 심한 후유증을 남기는 중풍은 나이가 많고 체력이 약한 사람, 당뇨, 고혈압 등의 성인병이 있는 사람, 뇌의 깊은 중심부에 병이 있는 경우, 병소의 크기가 큰 경우 등이다. 뇌의 운동 영역과 신경에 손상이 없으면 운동마비는 없다.

언어 영역에 손상이 있으면 언어장애가 남게 된다. 그리고 감각 영역에 손상이 있으면 감각장애가 남게 된다. 중풍 후유증의 치료는 모두를 지치게 만드는 힘든 과정이지만, 환자와 가족들이 희망을 갖고 인내와 의지로써 열심히 치료하면 회복될 수 있다. 다음은 흔한 후유증들이다.

① 반신마비

반신마비는 대개 한쪽 수족을 쓰지 못하는 운동장애로 오래되면 근육이 위축되고 동통이 수반되는 경우가 많은데, 한쪽 수족이 뻣뻣해져서 펴지지 않은 경우와 힘이 없어 이완되는 경우가 있다. 반신마비에 대한 치료 경과는 발병 후 처음 3개월 내에 빨리 좋아지고, 6개월까지는 비교적 서서히 좋아져 1년 정도에서 대개 고정된다. 그러므로 반신마비가 많이 회복되는 시기에 적극적인 치료를 하는 것이 효과적이다. 반신마비가 있는 경우에는 침치료, 한약에 의한 약물치료, 물리치료, 작업치료 등을 통해 일상생활을 원활히 할 수 있도록 도와줘야 한다.

② 언어장애

중풍 환자의 언어장애는 뇌의 언어중추가 손상된 실어증, 발성 근육이 마비된 구음장애가 대표적 증상이다. 중풍으로 인한 언어장애는 일반적으로 발병 후 6개월에서 1년 이내에 회복되는 경우가 많지만, 개인에 따라서는 오랜 기간을 두고 서서히 병아 나아지는 경우도 있기 때문에 회복이 느리다고 쉽게 포기하지 말고 치료를 계속해야 한다.

언어장애가 있을 때에는 언어치료사의 치료를 받는 것이 좋지만 중요한 것은 환자와 가족들의 인내심과 의지이다.

③ 감각장애

중풍은 한쪽 수족을 못 쓰는 운동마비뿐만 아니라 감각, 위치각, 촉각, 진동각, 통각, 온도각 등의 감각이 떨어져 있는 경우가 많다. 감각의 저하는 운동마비의 회복에 영향을 미치게 되어 기능의 회복에 나쁜 영향을 미치게 된다. 뇌의 구조 중 시상이라는 부위는 감각 신경계가 모여 있는 곳으로 팔다리 쪽 말초에서 올라오는 감각을 대뇌의 피질에 연결시켜 주는 기능을 한다. 따라서 이곳에 병이 있으면 말초에서 오는 모든 감각이 통증으로 느껴지게 된다. 중풍으로 인한 감각장애도 꾸준히 치료를 하면 호전을 기대할 수 있다.

④ 시야 결손

중풍으로 시각 통로가 차단되면 시물을 볼 수 없게 되는 경우가 있다. 시야 결손은 중풍 초기에는 흔히 놓치기 쉬우나 재활 치료 과정 중에 이런 문제를 빨리 알아내어 재활 치료에 도움이 되도록 해야 한다.

⑤ 강직

중풍 급성기에서 회복기로 넘어가면서 팔다리가 뻣뻣해지기도 한다. 이러한 강직은 대뇌로부터 척수의 운동 세포에 오는 영향이 정상적으로는 균형을 이루어야 하지만 뇌 손상으로 인하여 억제성 신경 충동이 약해지고 과다한 흥분성 충동이 오기 때문에 발생한다. 대개 팔은 안쪽을 굳어지게 되고 다리는 퍼진 채로 뻣뻣해지게 된다. 강직은 경우에 따라서 환자에게 득이 되기도 하는데, 환자가 혼자서 운동할 정도로 근력이 회복되지 못할 때 이를 이용하여 환자는 기립과 보행이 가능할 수도 있다. 그러나 강직이 너무 심하여 관절운동이 전혀 되지 않고 일상생활에 많은 지장을 줄 경우는 반드시 치료가 필요하다. 강직의 치료는 강직의 악화 요인 제거, 약물치료, 스트레칭, 전기적 자극, 보조기, 신경차단법, 길항근括抗筋 강화훈련 등이 있지만 치료는 원하는 대로 이루어지지 않은 경우가 많다.

⑥ 인지장애

우측 두정엽의 병변이 있을 경우에 공간 인지 능력이 떨어지고 장애가 있는 신체 부위를 알지 못하고 신체의 좌측을 무시하는 등의 장애가 있을 수 있다.

⑦ 치매

중풍으로 인해 생긴 치매를 뇌혈관성 치매라 하며 뇌동맥 경화증 및 다발성 경색증이 원인이 되어 생긴다. 환자는 주의 집중이 곤란해지고 기억력이 떨어지고 성격은 완고하고 융통성이 없어지며 관심사의 범위가 좁아진다. 때로는 억울하고 비관적인 심정이 되기도 한다.

뇌혈관성 치매의 일반적 치료 원칙은 다른 중풍 증상과 마찬가지로 급성기에 뇌조직의 손상을 최소화하고, 회복기 이후에도 중풍의 후유증을 최소화하며 중풍의 위험인자인 담배를 끊고 고혈압, 당뇨병, 고지혈증 등을 치료 관리하여 재발을 방지하는 것이다.

환자 가족들은 치매 환자와는 논쟁 등 자극을 가급적 피하고 수용적 태도를 가져야 하며, 가능한 집안 분위기를 안정시키고, 하루 일과를 일정한 스케줄에 의해 반복되게 하여 안정감을 도와주고, 시계나 달력은 뚜렷한 숫자로 쉽게 볼 수 있도록 하여 기억이나 지남력 유지에 도움이 되도록 해야 한다.

⑧ 견관절 탈구

중풍으로 한쪽 팔이 마비되면 근력이 떨어져 팔 무게에 의해 팔이 어깨에서 빠져서 탈구가 되기 쉽다. 어깨가 빠지면 환자는 어깨의 심한 통증을 느끼게 되며, 이런 상태는 치료가 잘 되지 않는다. 그러므로 어깨가 빠지지 않도록 팔걸이를 하여 지지해 주고 어깨의 근력을 강화하는 운동을 시행하여 탈구를 예방하여야 한다.

⑨ 우울증

중풍 환자에게서 나타나는 우울증은 중풍으로 인한 갑작스런 생활상의 변화가 생기면서 나타나게 된다. 기본적인 일상생활, 즉 옷을 입고 벗는 일에서부터 수저질까지도 남의 도움을 받게 되고 사회적 지위나 가정에서의 자신의 위치를 상실한 것으로 생각하게 되면서 무력감, 당혹감, 수치심 등을 느끼게 되고, 자신과 주위 사람들에 대한 분노, 짜증, 불안과 미안한 감정들이 복합적으로 나타나면서 우울증의 정도는 심화된다.

그러나 시간이 경과하면서 환자 스스로 자기 병에 대처해야 된다는 것을 받아들이게 되며 자신이 병에 걸려 있다는 현실을 마음속으로 용납하는 단계에 이른다. 이때에 자신의 상황에 대해 이해하고 앞으로 어떻게 적응할지 구체적인 계획을 세우는 경우와 모든 희망을 포기하는 자포자기하는 경우가 있는데 환자 자신의 처지를 받아들이고 이에 대처해야 하겠다는 의지를 가질 수 있도록 주위의 이해와 보살핌이 필수적이다.

또한, 심한 우울증이나 좌절을 보이는 경우에는 정신과 의사의 도움이 필요하게 된다.

中
風

2
중풍의 합병증

중풍을 치료하는 과정에서 여러 합병증이 발생하게 된다. 중풍환자는 대부분 고령이고 병상에서 지내기 때문에 시일이 경과할수록 체력이 많이 떨어지고 뼈가 약해져 쉽게 부러지기도 한다. 또 심폐 기능, 소화 기능 등 몸 전체의 기능이 둔화되고 피곤해지기 쉬우며 식욕 저하와 변비, 감기가 생기는 경우가 많다. 게다가 사람들과의 접촉도 줄어들게 되어 자신의 처지에 대해 비관적인 생각으로 우울증에 빠지기 일쑤다. 그밖에 다른 여러 합병증은 다음과 같다.

① 욕창

수족의 마비가 있는 환자는 혼자서 거동이 불편해지고 계속 누워 있게 되면 바닥과 닿은 부위의 혈액순환이 제대로 되지 않아 피부에 염증이 생기고 조직이 손상되어 욕창이 생긴다.

욕창이 심하면 패혈증으로 생명이 위험할 수도 있다. 욕창을 예방하기 위해서는 환자의 체위를 자주 변경시켜 주고 바닥과 닿는 부위에 쿠션, 에어매트를 대어 주며 자주 두드려 주어 혈액순환이 잘 되도록 해야 한다.

만일 욕창이 생기면 소독을 철저히 해주고 주위의 혈액순환을 촉진시켜 주어야 한다. 욕창이 일단 생기면 잘 낫지 않는 경우가 많으므로 예방이 더 중요하다.

② 폐렴

중풍 환자는 폐렴에 걸릴 가능성이 높다. 의식장애가 있거나 삼키는 근육에 마비가 있는 경우, 음식을 먹거나 약을 복용하다 사래가 잘 걸리고 음식이나 약물이 폐로 넘어가 폐렴을 유발할 수 있다. 이것을 흡입성 폐렴이라 하며 환자가 음식이나 약물을 삼키기 곤란하면 비위관(콧구멍에서 위장관까지 연결해 주는 튜브)을 삽입하여 음식이 폐로 들어가지 않도록 해야 한다.

식도의 괄약근이 약하면 식도로 위 속의 음식물이 역류하여 폐렴이 생길 수 있으므로 음식을 먹을 때 몸을 세우고 먹도록 하는 것이 좋다. 스스로 돌아눕지 못하는 경우는 기도 내의 분비물이 고여서 폐렴이 발생하기도 하므로 환자의 체위를 자주 바꾸어 주어야 한다. 그리고 입안은 깨끗이 유지해야 한다.

중풍 환자는 대개 나이가 많고 오랜 투병 생활로 면역력이 많이 떨어져 있으므로 쉽게 감기에 걸리게 되고 그로 인해 폐렴이 생기기도 한다.

③ 요로 감염

중풍으로 지율신경계에 이상이 생기면 소변을 보는데 장애가 생기기도 한다. 소변이 방광에 꽉 차 있어도 전혀 느끼지 못한다거나, 방광의 근육 이상으로 소변이 나오지 못하기도 하고, 자신도 모르게 소변이 흘러나오는 증상을 나타내기도 한다. 이런 경우 방광에 고무관을 넣어 배뇨를 시도하는데 이때 요로 감염이 쉽게 발생한다.

외음부가 불결하면 세균이 요도로 쉽게 침입할 수 있으므로 예방을 위해 외음부를 항상 청결하게 유지하고 젖은 시트는 즉시 갈아주도록 해야 한다.

④ 소화기관 출혈

중풍이 강한 스트레스로 작용하여 평소 있던 병이 재발하거나 약물 등의 영향으로 위나 십이지장에 출혈이 생겨 피를 토하거나 항문, 요도에서 출혈이 있을 수 있는데 특히 혈전용해제나 항응고제를 사용할 때 주의해야 한다. 치료는 지혈제를 사용하거나 수술을 하기도 한다.

中
風

3

재활 치료

비정상적인 몸의 상태 때문에 일상생활을 제대로 할 수 없는 사람의 몸의 기능을 회복시켜 정상인과 똑같은 생활을 하도록 치료하는데 목적이 있다. 통계에 의하면 중풍 환자의 75%가 일상적인 생활에 문제가 생긴다고 하며, 재활 치료 환자의 80%는 대부분 상태가 좋아지고, 어느 정도 재활 치료가 된 30%는 직장생활도 가능하다고 한다. 재활운동을 게을리하면 장애를 계속 안고 살아가야 하기 때문에 재활요법은 아주 중요하다.

중풍으로 쓰러진 사람이 몸을 움직이지 않고 병상 생활을 하다 보면 관절이 굳어지고 근육이나 골격이 가늘어진다. 관절은 움직이지 않으면 금시 근육이 줄어들어 움직일 수 없게 되는데, 이 상태를 그대로 방치하면 기능장애가 올 수도 있다.

이러한 장애 때문에 활동을 하지 않아 생기는 2차적인 기능 쇠퇴를

폐용성 증후군이라 한다. 그런데 이 폐용성 증후군은 나이가 많을수록 일어나기 쉽다. 이것을 예방하려면 후유증 치료에 적극적으로 나서야 한다. 특히 반신마비의 경우에 근육의 수축이 더욱 빨라진다. 반신마비 상태에서는 특정 근육만 수축되기 때문에 사람마다 비슷한 현상이 생기게 되는데 손은 안으로 굽어지고 다리는 벌어지고 발가락이 구부러진다.

또한, 오래 누워 있으면 욕창이나 뼈 연화로 인한 골절이 생기기도 한다. 이런 위험한 상황들을 예방하기 위하여 조기에 치료하는 것이 후유증을 최소화하는 비결이라 할 수 있으며, 비록 완벽하지 않아도 증상을 완화시켜 나갈 수 있다.

초기에는 간호인이나 가족이 침상에 누워 있는 환자의 근육을 풀어 주는 운동부터 시작한다. 그리고 자리에 앉는 운동, 서는 운동, 다음에는 걸으면서 하는 운동 순으로 서서히 단계적으로 운동을 해야 한다. 하지만 무리한 운동은 금물이며, 만약 운동 중 현기증이나 호흡곤란, 가슴 통증이 생기면 중단해야 한다.

우리나라에서 매년 50만 명 이상의 중풍 환자가 발생하고 있으며, 그중 75%에 해당하는 사람들은 사회생활은 고사하고 가정에서의 일상생활조차 제대로 할 수 없게 된다. 충격적이고 돌발적인 시련에 봉착하게 되는 이들 환자들의 신체적 정신적 건강을 향상시켜 재활의 길을 열어 주기 위해 과학적인 재활의학으로 연구 개발되었다.

환자들에게 신체적 역할이나 정신적 활동, 그리고 사회적 취미를 되찾게 하고 사회생활에 다시 적응해 나가기 위한 모든 능력을 개발시켜 가능한 한 정상적인 생활에 되돌아갈 수 있도록 치료와 훈련을 실시하는 과정으로 짜여져 있다. 따라서 중풍으로 상실한 자기 자신의 존엄성과 권리를 회복시키는 차원의 치료라는 의미가 있는 것이다.

이와 같은 소기의 목적을 달성하기 위해 환자는 필사적이고 중단 없는 노력을 다해야 한다. 한편 PSD의 의료진은 새로운 인생을 탄생시키는 치료라는 인식으로 모든 성의와 열의를 아끼지 않고 있다.

PSD(Patient Sell-Support Development) 재활치료

박상동 박사의 성함을 영문으로 표기할 때의 두문자로서 환자 patient가 중풍으로 인해 상실하고 있는 신체 및 정신상의 건강장애를 치료하고 교정하여 되도록 정상적인 사회생활 및 일상생활을 할 수 있도록 자활self-support 능력을 발달development시켜 가정과 사회활동에 다시 복귀rehabilitation할 수 있게 하는 특수 의료요법이다. 따라서 PSD 재활치료는 병적인 신체와 정신 상태를 건강하게 회복시키는 치료 과정으로서의 재활치료를 의미한다.

즉 중풍의 후유증 때문에 정상적으로 사용할 수 없게 마비되었거나 변형된 신체 및 위축되고 쇠퇴한 병적인 정신건강을 회복시켜 환자들이 가정과 사회에서 의미 있는 역할을 다시 시작할 수 있는 수준으로 치료하기 위한 재활 훈련요법으로 연구 개발된 것이 PSD 재활치료이다.

(글: PSD재활치료센터 기획실)

PSD 재활치료는 한방치료 전문의 및 각과 전문의들을 비롯하여 물리치료사, 작업치료사, 언어치료사, 임상심리 치료사 및 재활간호사, 특수교사진이 팀을 이루고 있으며 여기에 환자 가족의 참여를 적극 동참시키고 있다.

PSD 재활치료의 또 하나의 특징은 재활치료를 할 때 두피와 양릉천혈陽陵泉穴에 침을 유침시키고 모든 재활치료를 실시하여 치료의 시간 단축 및 효력의 극대화를 기하고 있다.

① 재활치료의 시기

재활치료는 빠를수록 좋다. 치료를 시작하는 시기는 중풍의 종류나 환자의 상태에 따라 다르고 대개 위험한 시기가 지나자마자 시작한다.

뇌출혈의 경우 발작 후 2~3주가 지난 다음 의식과 혈압, 마비 등이 안정되었을 때 시작한다. 그리고 의식장애가 없는 뇌경색 환자는 활력 징후가 어느 정도 안정되면 일주일 이내에, 빠르면 2~3일 후에 시작한다. 하지만 이러한 안정기에도 부목이나 쿠션, 담요 등을 대어 몸을 바로 잡아주어야 한다.

② 손발 마비의 회복 속도

통계상 반신마비가 회복되는 속도는 발작 후 1~2개월이 가장 빠르다. 그리고 3개월까지는 비교적 양호하고 6개월 이후 3년까지는 아주 서서히 호전된다. 하지만 3년이 지났다고 방치해 둬서는 안 된다. 마비는 그 이후에도 회복될 수 있기 때문이다.

중풍 환자의 90%는 걸을 수 있는데 다리가 팔보다 회복력이 우수하기 때문이다. 만약 손가락이 처음 3주 내에 움직이면 곧 회복될 수 있는 가능성이 있다. 하지만 발병 후 6개월이 지나서도 고작 손가락을 굽혔다 폈다 하는 정도라면 손가락의 기능 회복은 더 많은 시간이 필요하다.

③ 좋은 자세는 회복의 지름길

중풍 환자들은 대개 누워서 생활하는 시간이 많기 때문에 욕창에 걸리기 쉽고 전신 허약증, 소화기나 신경계 등의 장애 그리고 근육의 수축과 관절의 경직 등 많은 후유증이 따를 수 있다.

반신마비의 사람들은 대개 팔꿈치와 손목, 손가락은 안으로 굽고, 다리는 바깥쪽으로 휘어지고 무릎은 뻗치며 발뒤꿈치는 올라가고 발끝은 내려가게 된다. 그리고 전체적으로 몸이 마비가 된 쪽으로 몸이 쏠리는 경향이 있다.

이런 경우 누워 있는 자세가 나쁘거나, 팔다리 운동을 하지 않고 내버려두면 그 상태로 몸이 굳어져 불구가 되어 걸을 수도 없고, 옷을 입거나 먹는 등 가벼운 동작조차 어렵게 된다. 몸이 뒤틀리는 것을 교정하고 또 다른 변형을 막기 위해 마비된 쪽에 쿠션이나 타월, 담요, 발판, 모래주머니 등을 대어 몸을 바로잡아 주어야 한다. 올바르게 누워 있는 자세는 불구를 막아줄 뿐만 아니라 폐순환을 돕고 기도에 있는 가래도 잘 나오게 한다.

④ 걷는 운동의 시작

아이가 걸음마를 배우듯 팔다리 마비 환자들은 걷는 기능을 회복시키기기 위해 여러 단계를 거치는 연습을 해야 한다. 주변 사람들의 도움을 받아 처음에는 누운 채로 몸을 움직이는 훈련을 하고, 그다음에 몸을 뒤집는 훈련을 한다. 그리고 보조 기구를 이용하여 자리에 앉는 시간을 조금씩 놀리고 일어서는 연습을 거쳐 한 걸음씩 걷기 운동을 시작한다.

⑤ 자세 바꾸기

혼자의 힘으로 팔다리 운동을 할 수 있게 되면 간호인의 도움 없이도 스스로 자세를 바꿀 수 있다. 초기에는 주변 사람들이 어깨와 허리를 받쳐 주어야 한다. 여러 번 언급했듯이 누워 있는 몸의 자세를 자주 바꾸어 주는 것은 욕창 예방을 위한 필수적인 조치이니 명심해야 한다.

❖ 자세 바꾸기 요령

○ 건강한 손으로 마비된 손목을 쥐고 잡아당긴다.
　또 건강한 다리를 마비된 쪽의 종아리 부분에 끼워 넣고 서서히 발목 쪽으로 발을 옮긴다.
○ 얼굴을 돌아 누우려는 쪽으로 향하고 침대 난간 등을 붙잡고 몸을 돌린다.
○ 반듯이 누운 자세에 다리의 무릎을 세우고 팔은 마비된 쪽에 있는 잡을 것을 꼭 쥔다.
○ 건강한 쪽 다리에 힘을 주고 침대 난간 등을 잡고 몸으로 돌린다.

○ 건강한 쪽 발을 마비된 쪽 발밑에 끼워 넣어 들어 올린 다음 옮기고 싶은 쪽으로 이동시킨다. 다음에는 손으로 침대나 요를 밀고 허리를 들어 올리며 상반신도 옮긴다.

○ 건강한 다리를 마비된 다리에 끼워 넣고 팔을 머리 위로 올려 마비된 손의 손목을 잡는다.

○ 몸을 굴리듯이 다리와 팔을 돌리면서 몸을 뒤집는다.

○ 엎드린 상태에서는 발에 베개 등을 받친다.

⑥ 자리에서 일어나기

마비 환자가 일어나 앉을 수 있다는 것은 아주 중요한 의미를 갖는다. 첫째, 앉는다는 것 자체가 다리와 허리를 위한 재활운동이라는 점이다. 앉는 동작은 가랑이 무릎 발목 관절 등 다리 전체의 관절을 저절로 움직이게 만든다. 둘째, 혼자 음식을 먹고 대소변을 해결할 수 있다. 특히 식사할 때는 윗몸을 세우고 있기 때문에 음식물 삼키기가 쉬워지며, 배설을 할 때에는 배에 힘을 줄 수도 있어 배변도 순조로워진다. 셋째, 생활에 활력이 생긴다는 점이다. 누워만 있는 사람에게 치매가 있는 경우가 많은데 이유는, 정신적인 자극이 전혀 없기 때문이다. 누워서 천장만 바라보는 협소한 생활에서 벗어나 일어나 앉아 경치도 보고 책도 읽고, 앉아서 가족이나 방문객을 대할 수 있다는 것에서 심리적 안정감을 얻게 된다.

자리에서 일어나는 방법은 크게 2가지인데 하나는 침대의 난간에 끈을 매달아 그것을 잡고 일어나는 방법이고, 다른 하나는 자신의 몸을 돌려 일어나는 방법이다.

침대의 매트를 손으로 잡고 팔꿈치를 세운 다음 힘을 주고 마비된 다리의 종아리 부분에 끼워 넣은 건강한 다리에도 힘을 주어 침대 가장자리에 비스듬히 앉는다.

❖ 앉아 있기

침대에서 발을 내려 바닥에 딛고 건강한 팔로 몸을 지탱한다.

⑦ 일어서기

❖ 부축받아 일어서기

○ 침대를 이용하는 환자는 침대에 걸터앉고 요에서 생활하는 사람은 의자(의자는 높은 것이 좋다)에 앉는다. 그리고 등받이가 있는 의자를 준비하여 그것을 잡고 일어나는 연습을 한다.

○ 침대나 의자에 앉아 침대의 난간 혹은 의자의 등받이 끝을 잡는다. 이때 바닥에 닿는 팔은 최대한으로 의자에 밀착시킨다.
보호자의 부축을 받아 의자 등받이를 세게 누르며 일어난다. 이때 보호자는 환자 옆에 서서 한 손은 환자의 겨드랑이에 다른 한 손은 환자 허리에 있는 허리띠를 잡는다.

○ 환자가 엉거주춤 일어서면 보호자는 환자의 어깨와 허리띠에 손을 대고 받쳐 준다. 허리띠는 환자의 몸을 지탱하는데 몸이 비틀거리지 않도록 보호자가 몸을 지탱하는 데 쓰인다. 보통 사용하는 허리띠를 허리에 돌려주면 된다.

○ 허리를 곧게 펴고 똑바로 선다. 보호자는 허리를 단단히 받쳐 상체가 굽혀지지 않도록 어깨를 등쪽으로 밀어준다.

❖ 혼자 힘으로 일어서기

○ 건강한 팔다리에 의존하여 혼자 일어서는 연습 역시 의자 탁자 등의 보조 기구가 필요하다. 그리고 일어선 다음에는 짚고 있는 손을 떼어 본다.

○ 침대나 의자에 걸터앉아 탁자에 두 손을 올려놓는다. 이때 탁자는 건강한 쪽에 두어야 하고 약 90도 각도로 팔을 올리거나 약간 높은 위치에 두는 것이 좋다.
건강한 팔다리에 힘을 주며 일어선다. 이때 몸은 탁자 쪽으로 기울어지게 된다.

○ 굽혀진 몸을 서서히 펴고 마비된 다리를 건강한 다리 쪽으로 끌어당긴다. 안정감이 생기면 탁자 위에 올려 놓은 손을 살짝 떼어 보는 연습을 한다.

⑧ 걷기

중풍 발병 후 걸을 수 있는 것만큼 기쁜 일은 없는데, 걷게 되면 곧 일상생활로 복귀할 수 있을 것이라는 자심감이 생기기 때문이다. 대다수의 중풍 환자들은 팔보다 다리의 회복이 빠르고 개인에 따라 많은 차이가 있지만 일반적으로 뇌경색 환지는 약 2~3주 후, 뇌출혈 환자는 약 1개월 후부터 보행 연습을 할 수 있다.

걷기 운동을 할 때 가장 조심스러운 것은 넘어지는 것이다. 넘어지면 뼈가 위축되기 쉬워 골절이 될 위험이 아주 높기 때문에 늘 신경을 써야 한다.

○ 평행봉을 이용한 걷기 연습

보행 연습의 첫 단계는 평행봉을 이용해야 하고 평행봉은 서 있는 연습을 할 때부터 사용하는데 평행봉 안에서 손을 놓고 3~4초 동안 서 있은 후 바로 보행 연습에 들어간다. 초기에는 보호자의 도움을 받아야 한다. 평행봉은 잘 고정되어 있기 때문에 몸의 균형을 제대로 잡지 못해도 봉만 잘 잡고 있으면 넘어질 염려는 없다. 개인에 따라 연습량은 다르지만 보통 연습 후 2~3주가 지나면 평행봉을 2~3번 왔다 갔다 할 정도로 익숙해진다. 하지만 처음에는 몇 걸음에 숨이 찰 정도로 힘이 들기 때문에 욕심부리지 말고 다섯 걸음 또는 열 걸음씩 쉬엄쉬엄 걸으면서 느긋하게 연습하는 것이 좋다. 보행이 순조롭게 되면 평행봉에 지나치게 의존하지 말고 힘들 때만 가끔씩 잡으면서 걷는 연습을 한다.

○ 평행봉으로 걷기 연습을 하고 몸의 균형을 잡는 연습을 충분히 하고 난 다음에야 지팡이를 사용해야 하는데, 지팡이는 평행봉보다 덜 안정적이어서 넘어지기 쉽다.

○ 걷기 연습이 충분히 진행되면 계단 오르내리기를 한다. 익숙해질 때까지는 손잡이가 있는 계단에서 연습해야 하고 초기에는 보호자의 도움이 필요하다. 계단을 오를 때 건강한 발을 먼저 내디딘 다음 마비된 쪽 발을 올려 가지런히 모아 주는 순서로 진행하고, 반대로 내려올 때엔 건강한 쪽 다리의 무릎을 굽혀 마비된 발을 안전하게 내려딛고 건강한 발을 내려 모아 주는 식으로 한다. 내려올 때가 더 힘들기 때문에 보호자는 한 계단 밑에서 도와주는 것이 좋다. 문턱이나 장애물 같은 것을 넘을 때에도 계단을 오르내리는 식으로 발을 옮기면 된다.

⑨ 욕창의 예방

오랫동안 누워 있으면 가장 문제가 되는 것이 욕창이다. 욕창은 엉덩이와 어깨, 발꿈치 등의 살이 닿는 곳에 혈액순환이 제대로 되지 않아 상처가 생기고 결국 그 부분의 조직이 파괴되는 상태를 말한다. 욕창은 한 번 걸리면 회복되기 힘들기 때문에 예방에 신경을 써야 하는데, 욕창을 예방하기 위해서는 최소한 2시간에 한 번씩 몸의 위치를 바꿔 주고 방석이나 베개 등을 바닥에 닿는 몸 부위에 대어 주어야 한다.

또 만약 자리에서 일어날 수 있을 정도로 회복되면 앉아 있거나 돌아다니는 시간을 늘리는 것이 좋고, 옷을 자주 갈아입히고 시트를 청결하게 유지해 줘야 한다.

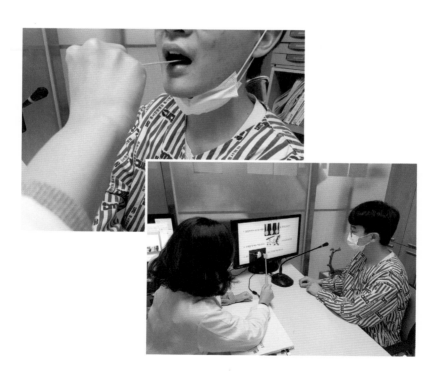

⑩ 언어장애 재활

중풍으로 뇌의 언어 영역에 있는 세포에 영양 공급이 불완전해지면 시청각 감각을 비롯하여 입과 혀, 목 등 언어와 관계 있는 곳에서 감지되는 느낌을 머리에서 받아들이고, 이해하고, 내보내는 과정들이 멈추거나 부분적으로 단절되기도 한다. 그리고 자동적으로 이루어지던 조절 기능도 나빠지게 된다. 또한, 먹고 말하는 입, 혀, 목의 근육들이 마비를 일으키거나 약해져 언어장애가 생긴다.

또한, 한 번에 언어를 해석하는 양과 속도와 효율성이 떨어지고, 주의력 있게 말을 관리하지 못하게 된다. 이것은 감각, 운동의 조절력 저하에서 비롯되는 것이다. 따라서 환자가 의욕을 갖도록 노력을 기울이면서 재활을 진행시켜 줘야 한다.

언어장애의 90% 이상은 중풍 때문에 대뇌반구의 언어 분야와 그 주변의 병변이 원인이 되어 일어난다. 실어증이라고도 하는 이 언어장애는 일상생활이나 사회생활에 있어서 고립된 상태에 빠져들 염려가 있다. 실어증으로부터 재활에 임하는 목표는 되도록 언어 기능을 개선시켜 의사소통을 할 수 있게 재활시키는 것이다. 발성이나 문자 쓰기 연습 등 언어 회복을 위한 연습뿐만 아니라 남아 있는 뇌의 기능을 살려서 의사소통의 능력을 높여 줘야 한다.

또한, 중풍에 의한 실어증은 마비, 감각장애, 인지장애, 의욕장애, 정서장애 등을 수반하는 경우가 적지 않기 때문에 의료, 간호, 보살핌, 기능훈련을 포함하는 총체적 재활 노력을 필요로 한다.

마비성구음麻痺性構音장애라고 하는 혀가 잘 돌아가지 않는 환자에게 명확한 발음 및 발성을 할 수 있는 훈련이 필요하다. 환자 자신은 실어증 이외의 다른 능력 저하는 없다는 것을 믿고 노력을 거듭해 나가는 의욕을 갖도록 하는것이 중요하다.

⑪ 전문적인 언어치료

먹고, 말하는 데 구사되는 근육과 감각의 운동적 결함을 평가하고 환자의 능동적 움직임의 범위, 속도, 민첩성을 기르도록 환자와 보호자를 교육시킨다. 단순한 마비에 수반하고 있는 언어장애는 구강 내의 운동 능력이 좋아지면 많이 호전된다.

○ 실어증 검사 시 형식적 도구를 이용하여 정확하게 진단하고 환자의 손상된 언어 처리 과정을 밝혀낸다.

○ 시각-동작치료로 사물의 이미지를 떠올리고 자신의 반응을 스스로 확인하게 하여 언어 처리 과정의 순환을 느끼게 한다.

○ 집중적인 듣기 자극을 주어 환자에게 적극적으로 말소리를 해석하려는 의지를 높여 주고, 음성 정보를 받아들이고 이해할 수 있는 시간의 여유를 주면서 환자의 청각적 이해력을 향상시킨다. 듣고 이해하는 힘이 늘어나면 글씨 이해 등 보고 이해하는 힘이 생기게 된다.

○ 의도적으로 입을 움직이는 동작을 형성하고 일정 시간 자연스럽게 유지하고 조절하도록 하여 발음을 만들어 내는 연습을 시도한다.

○ 환자가 자신이 적절한 낱말이나 문장을 떠올리고 적절한 발음을 순서 있게 발성시키는 언어 순환 과정을 통해 효과적인 언어

자극을 제공한다.

○ 간단한 따라 말하기나 읽기를 통해 환자의 반응에 따라 맞다, 틀리다의 수준에서 반복하여 가르치는 잘못된 접근을 못하도록 보호자를 교육하고, 환자가 정상 언어 감각을 스스로 찾아가도록 감각 운동적이고 언어 심리적 접근을 시도한다.

⑫ 보호자의 역할

환자의 구강 내의 감각을 정상화하기 위해서 입안을 자주 닦아 주어야 한다. 물에 적신 거즈를 검지손가락에 감고 목젖을 중심으로 바깥 방향으로 여린 입천장을 아프지 않게 세척한다. 그리고 환자에게 침을 삼키도록 격려한다. 특히 물 등 액체에 의하여 사레가 많이 들리는 환자는 입천장 및 기도의 후두 문제이므로 평상시에도 침을 자주 삼키도록 해야 한다.

환자가 '아…' 하고 소리 내는 발성을 10초 정도 낼 수 있도록 유도하여 자신의 목소리를 주의 깊게 듣도록 해야 한다. 청각 이해력이 안정적인 환자에게는 노래나 리듬으로 말소리를 내보는 방법으로 자신의 발음을 확인하는 데 도움을 주도록 한다.

대화할 때 환자를 소외시키거나 어린아이에게 말하듯 하지 말아야 한다.

환자가 반응하기까지 15초 정도의 시간을 주고 기다린다. 갑자기 누구? 어디? 무엇? 등의 의문문을 사용하는 것은 표현이 저하된 환자에게는 힘이 든다. 예/아니오고개짓 포함로 대답할 수 있는 질문을 하거나 선택적으로 물어서 하나를 대답하게 한다.

발병 1~2개월 내의 회복기에는 자연적인 언어 회복이 나타나는 시기이고, 꾸준한 치료 의지는 그 이후에 더 요구되므로 가족 중 한 사람이 언어 재활에 적극적인 참여를 하고 언어 임상가와 꾸준한 연계를 가지도록 해야 한다.

⑬ 운동장애 재활

가. 초기 운동장애

급성기를 면하게 되면 증상에 걸맞은 재활 과정에 시급히 들어서야 한다. 즉 생명의 위험이 없어지면 서둘러 새로운 증상이 발생하는 것을 예방하는 노력을 시작해야 하기 때문이다.

라쿠나경색과 같은 뇌경색이 심하지 않으면 혈압, 맥박, 호흡 상태, 체온 등의 상태가 안정되기만 하면 입원 직후일지라도 재활 노력을 시작해야 한다.

ⓐ 체위 바꾸기 및 팔다리의 위치

의식장애나 심한 감각장애가 있는 환자는 3~4시간마다 한 번씩 옆으로 눕기와 뒤로 젖혀 눕기 등 올바른 자세를 유지시키면서 체위 바꾸기를 계속하고, 침대에서 떨어지지 않도록 하고 폐렴의 예방에 힘써야 한다.

ⓑ 관절운동

오랫동안 침대에 누워 있기만 하고 재활운동을 하지 않으면 관절이 굳어져 움직여지지 않게 되고, 통증과 부종마비를 수반하는 근육의 아픔 등이 원인이 되어 손발 관절의 움직이는 범위가 제한되어 버린다.

ⓒ 근력 및 심폐기능 저하

장기간 누워만 있으면 몸의 근력이 저하되어 근筋 지구성의 저하
를 야기시키게 된다. 또한, 심폐기능이 떨어져 체력도 약해진다. 이
와 같은 것을 예방하기 위해 단계적인 전신운동을 실시해야 한다.

❖ 앉은 자세 유지 훈련

뚜렷하게 의식장애가 없는 상태에서는 하루에 여러 번 침대 위
에서 상반신을 세워 등을 받쳐 앉는 것부터 시작한다.
단계적으로 각도를 증가시켜 스스로 등을 기대지 않고 앉을 수
있도록 계속한다.
그리고 등을 기대고도 좌우로 움직여 보기도 하고, 쓰러지지 않
으면 의자를 놓고 앉는 등 누워 있는 시간을 줄여나가야 한다.

❖ 기본 동작 훈련

침대 위에서 눕는 자세를 바꾸기도 하고 일어나 앉고 서는 행
동으로 전신운동을 한다.
자동차 자리를 옮겨 앉는 방법도 지도를 받고, 감시 간호를 받
으면서 의복을 입는 연습을 통해 생활 범위를 확대시켜 나간다.

나. 후기 운동장애

침대를 떠난 재활운동이 중심이 된다. 재활 과정에서는 기능장애
이상으로 개인의 능력 수준이 문제가 되기 때문에 병의 상태에 부응
하는 동작의 방법을 지도하고 일상생활의 자립을 지향하게 한다.

ⓐ 이학요법

침대 위에서의 기본 동작 훈련이나 평행봉에서의 보행 훈련, 또는 도구나 지팡이를 이용하여 자력 보행 훈련 등을 실시한다.

이 도구만으로는 마비된 쪽의 다리가 불안정한 경우에는 무릎 장구를 대거나 기다란 플라스틱 도구를 이용하도록 한다.

ⓑ 작업요법

뜨개 물건 만들기, 목공예 등의 손동작으로 마비된 쪽의 손기능 회복을 시도한다. 그러나 마비된 손의 사용이 곤란한 경우에는 여러 가지 대체 방법으로 일상생활의 자립을 지향해 나간다.

ⓒ 근육의 변화

초기에는 마비되어 있는 환자의 근육은 이완되어 있어 팔의 어깨 관절 탈구가 염려되므로 삼각천으로 예방해야 한다. 한편 시간이 지남에 따라 마비되어 있는 근육은 점점 굳어져가게 된다.

근육을 이완시키는 효과가 있는 약물 사용 작업요법으로 지속적인 근육 굴신운동 훈련으로 근육이 굳어지는 것을 예방해야 한다.

다. 만성기의 운동 재활

재활 노력을 정성껏 열심히 계속하면 신체 변형의 증세는 호전되어 간다. 그러나 대부분의 사람들이 '예전처럼 회복되지 않았다. 병이 완치 되겠느냐'하고 조바심을 낸다. 매일 걷고, 이야기하고, 글씨를 쓰는 것이 중요하다. 이런 것들을 게을리하면 오히려 나빠진다. "운동을 습관화해야 합니다"라고 말해 줘야 한다. 환자는 적어도 병세가 더 나빠지지 않도록 해야 한다.

⑭ 생활 복귀 훈련

젊은이에게는 자립을 촉구하고 사회생활을 통하여 커뮤니케이션 능력을 키우는 훈련을 실시한다. 장년층은 복지 지원을 받아 사회활동에 참가하여 실용적인 커뮤니케이션의 향상을 도모하도록 한다.

가정주부는 가사 능력의 회복을 위한 노력과 동시에 일상생활에서의 커뮤니케이션의 능력을 높여 필요에 따라서 언어 지도 및 훈련을 받아야 한다. 고령자들은 정신기능을 유지해 나가면서 신체기능의 저하를 예방하고 커뮤니케이션 능력을 유지하면서 삶의 질을 충실하게 유지하는 노력을 해야 한다.

생활 복귀 훈련에서는 가족의 지원 및 보건복지사업 단체들의 충분한 도움도 필요하다.

⑮ 작업치료

작업치료를 통해 손상받은 신체의 재활을 위한 치료를 진행한다. 중풍 환자들은 뇌의 손상으로 동작이나 감각, 지각, 기능, 인격, 언어 등 다양한 손상을 입게 된다. 따라 일상생활에 많은 어려움을 겪는다. 작업치료는 이러한 환자들이 일상생활을 최대한 도움 없이 혼자 수행하도록 다음과 같은 면에서 접근한다.

ⓐ 강직과 좋지 않은 자세 등으로 오는 변형의 예방
ⓑ 비정상적인 자세와 운동 형태의 억제
ⓒ 손상받은 신체의 관절운동과 힘, 협응력 증진
ⓓ 지각 인지기능의 보상 및 훈련

ⓔ 장애의 수용 및 조절

ⓕ 기능적인 대화 기술과 사회성 증진

ⓖ 가족과 사회에서 의미 있는 역할 수행

ⓗ 일, 휴식, 여가생활의 균형

ⓘ 환자 개인의 능력에 알맞은 활동을 제공하여 환자 스스로 능동적으로 치료에 참여하게 된다.

ⓙ 일상생활 동작을 훈련한다. 일상생활 동작에는 옷 입고 벗기, 음식 먹기, 씻기와 몸치장 등의 신변 처리 및 전화, 열쇠, 컴퓨터와 같은 일상에서의 도구 사용, 그리고 시장 보기, 청소, 가정용품 관리와 같은 가정 관리까지 생활에서의 많은 활동들이 포함된다.

ⓚ 비슷한 증상의 환자들과 함께 단체 운동이나 게임, 요리 등의 프로그램에 참여하여 그룹으로 훈련한다.

❖ 혈액치료

혈액치료는 중풍의 예방과 치료에 사용되는 대표적인 치료법이다. 혈액치료는 레이저를 정맥혈관 내에 광침을 통하여 혈액을 직접 조사照射하여 전신의 기혈 순환을 촉진시켜 주는 치료법이다. 보통 10회 단위로 치료하게 되는데 3단위, 즉 30회 정도까지 치료하는 것이 가장 효과가 좋다.

혈액치료의 작용은 혈액순환을 개선하여 면역기능을 상승시키고, 단백질 분해 과정에서 생기는 질병 유발 물질의 생성을 억제하고 독성 물질을 해독하며, 지방대사의 이상을 교정한다. 또한, 인체의 생물화학적 반응을 촉진시키기 위해 생물학적 효소에 활력을 주어 신진대사를 촉진케 함으로써 체내 환경을 청결하게 한다.

따라서 혈액을 맑게 해주고 혈관 상태를 개선함으로써 중풍을 예방하고 중풍의 재발을 방지하는 중요한 치료 수단이 된다. 그 밖에도 두통, 관절염, 심부전, 협심증, 심근경색, 부정맥, 뇌동맥경화, 수전증, 손발 저림증, 노인성 치매, 심근염, 당뇨, 시력 감퇴, 요독증, 폐색성 맥관염, 신경증, 정신분열증, 고지혈증, 기관지천식, 기관지염, 근육마비, 암으로 인한 통증 등에도 적용될 수 있다.

❖ 왕뜸치료

약쑥을 이용한 열작용을 이용하여 질병을 치료하는 대표적인 한방 전통 치료법이다. 뜸요법은 크게 두 가지로 구분하는데, 약쑥을 직접 살갗에 붙여 태우는 직접구와 마늘이나 생강, 소금, 부자 등을 살갗에 붙인 다음 그 위에 약쑥을 놓고 태우는 간접구가 있다.

왕뜸요법은 이 중 간접구에 해당하는 치료법이다. 왕뜸은 뜸의 크기가 골프공만큼 크기 때문에 붙여진 이름이다. 그러나 도넛 모양의 받침대가 있어 많이 뜨겁거나 화상을 입지 않고 치료된다. 인체에 뜸을 뜨게 되면 기가 흐르는 통로인 경락이 따뜻해지고 찬 기운이 빠져나가게 되므로 인체의 기혈이 쉽게 흘러갈 수 있게 된다. 즉 인체의 원기와 양기를 강하게 해주어 기혈을 움직이게 하고 여러 경락을 잘 소통하게 하여 면역기능을 완성하게 하기 때문에 신체를 늘 건강한 상태로 만들어 준다. 왕뜸은 이런 뜸의 효과를 강화시키고 꾸준히 치료할 수 있도록 고안된 치료법이다.

약쑥은 새 쑥보다 오래 묵은 쑥이 더 효과가 있으며 참을성 있게 꾸준히 떠야만 효과가 나타나게 된다. 따라서 환자들이 하루에 1회씩 1시간 정도의 시술을 받는 것이 이상적이다.

왕뜸은 그 효과를 증대시키기 위해 주로 복부에 뜨고 있으며 대표적인 위치는 배꼽과 명치 밑 그리고 배꼽 밑 단전이 가장 효과가 좋은 혈자리에 해당한다. 예부터 "복무열통이요, 두무냉통腹無熱亂 頭無冷痛이라" 하여 배는 항상 따뜻하게 하고 머리는 시원하게 해야 한다고 했다. 중풍 환자들이 원기와 양기가 강화되어 하루빨리 호전될 수 있도록 도와주는 아주 훌륭한 치료법이다.

❖ 중풍의 기공요법과 운동요법

중풍은 전 세계적으로 주요한 사망 원인 중의 하나이며 우리나라에서도 가장 흔한 사망 원인의 하나이다. 중풍은 회복 후에도 사회복귀에 지장을 주는 경우가 많아 임상상 문제가 많은 질환으로 알려져 있다.

이는 뇌혈관의 장애로 인하여 발생하는 급격한 의식장애와 운동장애 등을 주로 나타내는 뇌신경 증후군을 말하며, 대개 심한 두통이나 혈압 상승, 수족의 마비감 등의 전조증이 있으므로 미리 예방에 신경을 쓸 수가 있다. 그리고 당뇨라든가 혈압이 있는 경우는 평상시에 철저한 자기 관리를 통해 예방을 해야 한다.

즉 마음을 조절하는 정신 조절법이나 가벼운 체조를 통한 기공 체조 등은 모두 효과를 얻을 수 있으며 스트레칭 운동법도 피의 순환이 잘되게 해주어 중풍을 예방해 준다.

중풍의 기공요법

한의학에서는 도인법導引法과 호흡법 등에 관한 자료들이 많은데, 이 중에서 중풍에 응용되는 방법들이 많이 있다.

가. 이완공

전신의 긴장이 계속되면 뇌혈관에도 그 영향을 주게 된다. 따라서 고혈압이 있는 경우에는 더욱 신체의 긴장을 풀어 주는 이완법이 필요하다. 이완공이란 항상 목뒤가 뻣뻣하고 어깨가 무겁고 아프거나 두통, 현훈이 있을 때 전신을 이완시켜서 몸과 마음을 다같이 편안한 상태로 유도하는 방법이다.

방법은 전신을 몇 단계로 나누어 이완시키며, 신체의 일부분을 상상으로 이완시킨다. 예를 들면 물이 흐르듯이 생각하며 이완시키는데, 이렇게 하면 긴장되어 있고 울체되어 있는 기운을 활성화시킬 수 있다.

나. 의수법

중풍으로 한쪽이 마비되었을 때, 마비된 쪽의 경혈 부위에 의식을 집중하는 방법이다.

A. 부위

㉮ 마비된 쪽의 용천혈(발바닥을 세 등분할 때 앞으로 3분의1이 되는 지점)에 10~20분 동안 의식을 집중하는 방법이다. 용천혈은 모든 기 순환의 출발점으로 보며, 기혈의 상하 유통을 강화시킴으로써 인체 내의 질병의 기세를 배제할 수 있고 인체의 건강과 장수에도 크게 도움이 된다.

㉯ 마비된 쪽의 노궁혈(손가락을 굽혀 주먹을 쥘 때 가운뎃손가락이 닿는 곳)에 10~20분 동안 의식을 집중한다. 노궁혈에 장기간 의식을 집중하면 팔의 생리적 작용을 개선할 수 있고, 심장 질환이나 두통 등에 효과가 나타난다. 주의력을 이런 혈위에 집중시키면 침을 놓거나 안마하는 것만큼 자극이 그렇게 강하지는 않지만 일정한 작용을 일으키게 된다.

B. 방법

㉮ 의식을 집중하는 방법은 일반적으로 편안해지며 따뜻해지는 느낌을 느껴 보거나 마비 측에 물이 흐르는 듯한 느낌을 느껴 본다. 그러면 실제로 경락의 원활한 소통에 도움을 준다.

㉯ 호흡과 동시에 할 수가 있다. 즉 아랫배로 호흡을 들이마시고 내쉴 때에 경혈 부위에 의식을 집중하는 방법이다.

C. 고혈압의 경우

고혈압이 있는 경우에도 의수법이 효과적이다. 아랫배로 호흡을 길게 들이마시고 내쉴 때에 발바닥의 용천혈에 의식을 집중한다. 즉 기의 흐름을 아래로 내려 주는 방법이다.

평상시에도 쉽게 연습할 수 있으며, 숙련되면 자신의 혈압을 조절할 수가 있다.

D. 암송법

좀처럼 집중이 안 되고 의수법이 어려운 분들이 있다. 그런 분들은 마음속으로 "노궁… 노궁… 노궁…" 혹은 "용천…

용천… 용천…" 하고 경혈 이름을 계속 되된다. 그 경혈이 치료할 수 있는 증상들을 생각하면서 계속 마음속으로 암송한다. 이렇게 하면 주문의 암송에 의한 치료법이 된다. 그 치료 경혈을 되뇌면서 동시에 자기 암시가 되는 것이다.

다. 보건안마공

보건공은 기공의 보조적인 방법으로 많이 쓰이며, 자신의 몸을 스스로 안마하거나 두드려 단련하는 방법이다. 경락의 소통을 원활히 하고 기혈을 조화시켜 주는데, 중풍의 경우 유용하게 쓰일 수가 있다.

A. 설공舌功

중풍 후유증으로 언어장애가 있는 경우 보건공은 혀의 마비를 풀어주는 데 도움이 된다. 혀를 돌리거나 구부리기 등의 운동법을 해주면 된다.

B. 목 뒤에 있는 경혈 눌러 주기

목 뒤에는 치료에 응용할 수 있는 많은 경혈들이 분포하고 있다. 목과 어깨에 있는 혈자리들을 주물러 주어 질병의 예방 및 치료에 응용할 수가 있다.

㉠ 풍부혈風府穴: 목 뒤 머리카락이 시작되는 부분의 중앙에서 일촌(1.5㎝ 정도) 들어간 곳에 위치하고 있다. 손가락을 자연스럽게 편 다음 식지, 중지, 무명지 및 새끼손가락을 모으고 양손의 손가락 끝으로 머리의 정중선을 따라 뒤

로 눌러가면서 풍부혈에 이르러 수초 간 눌러 주며 호흡한다. 풍부혈을 안압하면 주로 중풍, 언어장애, 반신불수, 인후 질환 등의 증상에 효과가 있다.

㉯ 천주혈天柱穴: 목 뒤 머리카락이 시작되는 부위의 중앙에서 양옆으로 손가락 두 폭 되는 지점에 있다. ㉮에 있는 방에 이어 양손의 손가락 끝으로 두피를 가볍게 접촉하면서 아래로 내려오다가 목 뒤의 머리카락이 시작하는 부분의 천주혈에 이르러 여러 번 눌러 주고 호흡을 한다. 천주혈을 안압하면 주로 어깨와 등이 아프고 결리는 것, 머리가 어지러운 것, 두통, 목이 굳어 잘 돌아가지 않은 것 등에 도움을 준다. 그 외에도 목 부위의 여러 혈들을 자극해 주면 치료 효과가 있다.

라. 중풍의 운동요법

스트레칭 운동법은 피의 순환이 잘되게 해주어 중풍을 예방해 주는데 그 구체적인 방법은 다리 올리기, 전신 늘리기, 목 돌리기, 상체 돌리기, 앉아서 등 굽히기 등을 꾸준히 하는 것이다.

중풍 환자는 초기에는 생체 징후를 측정하면서 시작하는데, 이상이 없으면 서서히 시간을 늘려가게 된다. 앉아서 균형을 잡게 하는 훈련은 어느 정도 앉아 있을 수 있게 되면 시작하게 된다. 처음에는 환자를 도와주면서 병상에서 일으켜 건강한 손으로 손잡이를 잡게 하고 건강한 다리로 마비될 다리를 떠받들면서 일어나 침상에 걸터앉게 한다.

이때 발바닥은 발판이나 방바닥에 닿아서 안정이 유지되도록 하여야 한다. 이 훈련이 숙련되면 앉은 상태에서 좌우, 전후로 힘을 가하여 균형을 깨뜨리는 조작을 한 후 다시 균형을 되찾게 하는 강화 훈련을 한다. 이는 체간 근육trunk muscle 조절의 강화, 근력의 증강과 더불어 앉은 상태에서의 평형 반응의 강화를 위한 필수적인 훈련이다.

병상에서의 훈련은 체간과 건강한 팔다리 근육의 위축을 예방하고 근력을 강화시키기 위하여 다리 들기, 배 들어 올리기, 몸 돌리기 등의 훈련을 시행한다. 다리 들기는 건강한 손으로 머리 뒤에 침상 손잡이를 잡고 건강한 다리를 마비된 다리 밑으로 넣어 양다리를 같이 들어 올리는 운동이다. 이는 건강한 팔다리와 복부의 근육 위축을 예방하고 나아가 근력을 증강시키며 마비된 다리의 회복을 촉진시킨다.

그 외에도 서서 균형 잡기 훈련, 매트 위에서의 구르기 훈련, 휠체어 타기 훈련, 보행 훈련 등의 과정으로 치료를 받게 된다. 이와 같은 과정을 거친 후 퇴원한 환자는 스스로 꾸준하게 운동을 해주어야 하는데 그중 가벼운 산책과 맨손체조를 꾸준히 하는 것이 가장 좋은 운동법이다. 그리고 마비된 팔다리를 될 수 있는 한 자주 사용해야 하며, 마비된 팔다리가 굳지 않도록 지속적으로 운동을 시켜야 한다.

주의할 점은 운동 후에 절대 몸에 무리가 되면 안 되기 때문에 몸의 적절한 운동량을 평가하여 약하더라도 꾸준히 반복해주는 것이 좋다.

8 중풍 환자의 재활 수칙

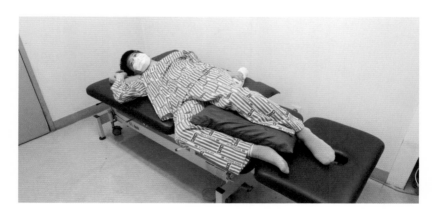

중풍 환자의 재활 수칙

[반 옆으로 누운 자세]

마비된 쪽을 위로 하고 등에 베개 1~2개를 대고 약간 일어난다. 다리는 베개 위에 올려놓고 팔은 뻗치거나 구부린다.

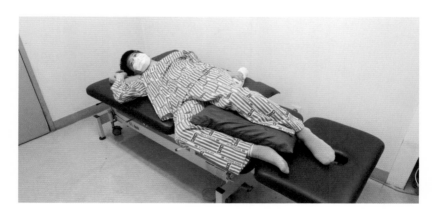

[옆으로 누운 자세]

완전히 옆으로 누워 가슴 앞에 베개를 놓고, 팔을 올려놓는다. 양쪽 다리 사이에도 베개를 넣어 좌우 발이 접촉되지 않도록 한다.

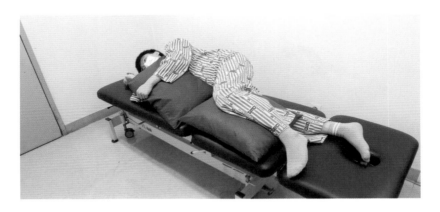

[반 엎드린 자세]

약간 머리를 숙인 모양으로 하고 아래에 베개를 간다. 팔은 베개를 껴안게 하고, 다리 사이에도 베개를 끼운다.

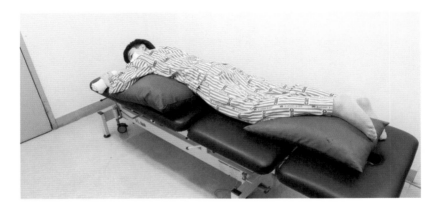

[엎드린 자세]

완전히 머리를 숙이게 한다. (배를 깔고 엎드려서 기어가는 자세로) 얼굴을 옆으로 하고 배 밑에 얇은 베개를 대며 발끝은 이부자리에서 내놓는다.

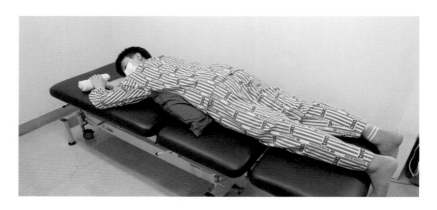

[바로 누운 자세]

팔을 뻗치어 몸에 붙이는 자세 이외에 뒤의 그림과 같이 배 부위의 팔꿈치를 밖으로 밀어내어 몸통 옆의 위, 반대로 머리 옆의 위, 베개 밑에 넣는 등 끊임없이 변화시킨다.

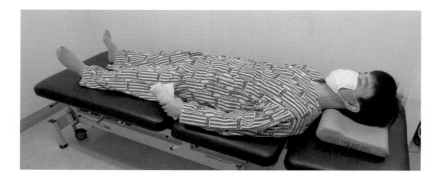

바로 누운 자세의 여러 형태

①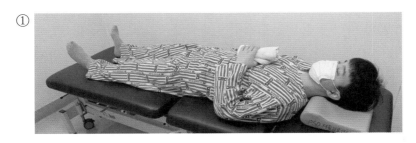

②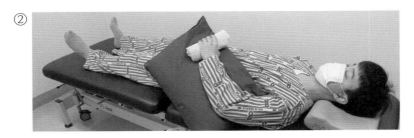

③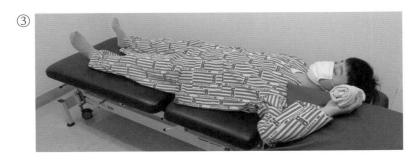

④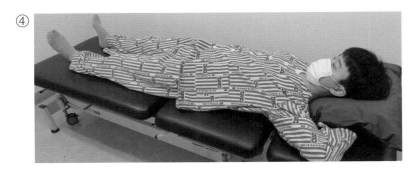

❖ 보호자와 같이 하는 재활운동

몸의 마비나 의식장애 때문에 움직일 수 없다 해도 위험한 시기가 지나면 곧바로 재활운동을 시작해야 한다. 이 시기는 물리치료사나 보호자 등의 도움을 받아 실시하는 수동적인 운동을 하게 된다.

이 운동의 목적은 근육의 긴장을 풀어 주고 관절이 굳지 않게 하는 것이다. 타인의 도움을 받아 운동을 어느 정도 계속하다 보면 혼자서도 운동을 할 수 있게 된다.

운동은 몇 가지 주의사항을 제대로 지켜야 한다. 즉 한 번에 3~5번, 하루에 2번 정도씩 실시하는 것이 좋고, 마비되지 않은 쪽에서 마비된 쪽으로 운동해야 한다. (건강한 쪽의 팔다리가 움직이는 범위까지 마비된 팔다리에 근육 운등을 하면 된다.) 그리고 통증이 있으면 무리하지 말고 중단하는 것이 좋다.

만약 운동 중 통증이 느껴질 때에는 통증이 있는 부위에 뜨거운 찜질을 하면 근육의 긴장을 풀어주는 데 도움이 된다.

1. 어깨운동

어깨관절은 팔을 올리거나 돌리고 구부리는 운동을 하는 중요한 부위이다. 따라서 어깨관절에 문제가 생기면 일상생활을 제대로 할 수 없다. 환자에게 운동을 시키는 사람은 일단 두 손으로 손목과 팔꿈치 부위를 잡고 서서히 팔을 움직여서 어깨관절을 움직여야 한다.

어깨운동의 4가지를 소개하면 다음과 같다.

◇ 팔을 앞으로 올리는 운동

① 한쪽 손을 환자의 팔꿈치 위에 놓고, 다른 손으로 환자의 손목을 아래서 쥔다.

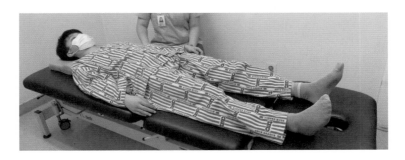

② 팔꿈치를 뻗친 그대로 손이 천장을 향할 때까지 팔을 위로 천천히 들어 올린다.

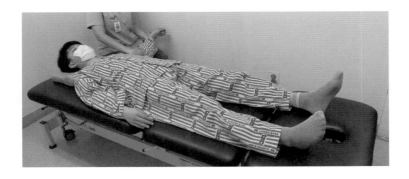

③ 손이 머리 위에 침대까지 닿도록 위로 올린다. 이때 팔이 침대에 걸리면 팔꿈치를 구부린다. 천천히 준비 자세로 되돌아가서 쉬며, 같은 동작을 반복한다.

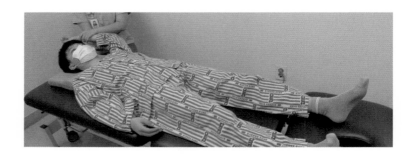

◇ 팔을 옆으로 올리는 운동

① 한쪽 손을 환자의 팔꿈치 위로 놓고, 다른 손으로는 환자의 손목을 아래서 쥔다.

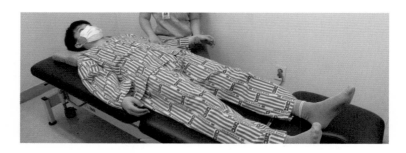

② 팔꿈치를 뻗친 그대로 옆으로 천천히 벌린다.

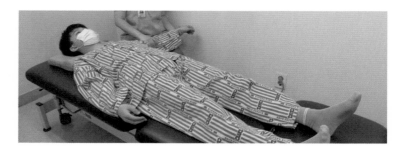

③ 손바닥을 위로 향하게 하고, 팔을 머리 바로 위 침대까지 닿도록 하며 올린다. 이때 팔이 침대에 걸리면 팔꿈치를 구부린다.

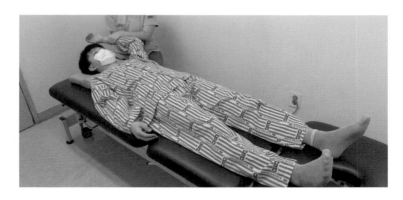

◇ 팔을 안쪽으로 구부리는 운동

① 환자의 팔꿈치를 뻗친 그대로 옆으로 벌리고, 한쪽 손을 팔꿈치 위에 놓고, 다른 손으로 환자의 손목을 잡는다.

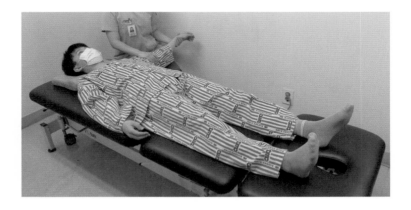

② 가슴을 가로질러서 팔이 가슴에 닿을 때까지 옆으로 천천히 가져
간다.

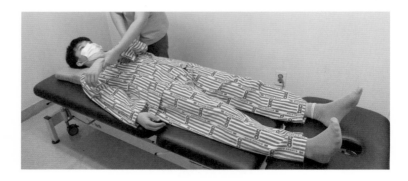

◇ 팔을 돌리는 운동

① 한쪽 손으로 팔꿈치를 잡고, 다른 손으로는 환자의 손을 잡아
아래팔을 세운다. (팔꿈치 90°)

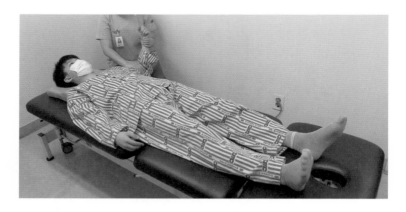

② 팔꿈치를 가볍게 누른 상태로, 환자의 아래팔을 발 쪽으로 돌리면서 손바닥이 침대에 닿도록 한다.

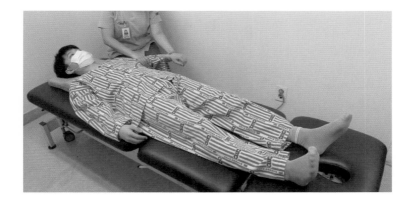

③ 팔꿈치를 가볍게 누른 상태로, 환자의 아래팔을 머리 쪽으로 돌리면서 손등이 침대에 닿도록 한다.

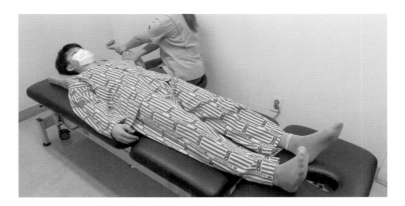

◇ 아래팔을 돌리는 운동

① 양손으로 손을 쥐고 팔을 옆으로 벌리며 아래팔을 세운다. 먼저 손바닥이 환자 쪽을 향하도록 한다.

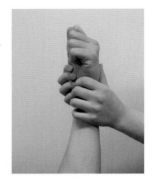

② 손바닥이 아래쪽을 향하도록 아래팔을 돌린다.

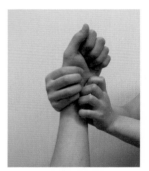

③ 손바닥이 위쪽을 향하도록 아래팔을 돌린다.

보통 마비가 되면 손은 안으로 굽어지면서 엄지손가락을 안으로 넣고 감싸쥔 모습이 된다. 그러므로 특히 손등 쪽으로 손을 뒤집어 넣고 감싸 쥔 모습이 된다.

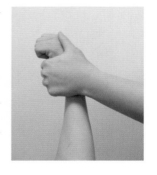

그러므로 특히 손등 쪽으로 손을 뒤집어 주는 운동이 중요하다. 손목이나 손가락의 관절이 굳으면 불편한 일이 한두 가지가 아니다. 손이 저리거나 손가락이 떨리는 증상은 지속적으로 치료받아야 한다.

◇ 손목·손가락의 앞뒤 방향으로 구부리고 펴기 운동

① 한쪽 손으로 손목을 쥐고, 다른 손으로 환자의 손바닥을 쥔다.

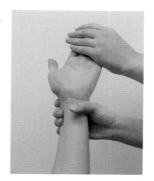

② 최대한으로 손목과 손가락을 뒤로 젖힌다.

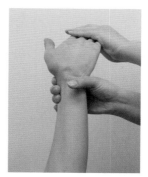

③ 최대한으로 손목과 손가락을 앞으로 구부린다.

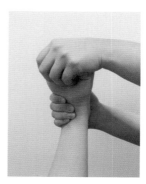

2. 엄지손가락을 구부리며, 젖혀 돌리는 운동

① 엄지손가락을 손바닥으로 향해서 누르며 구부린다.

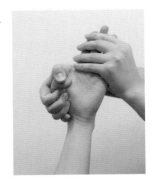

② 엄지손가락을 뒤로 젖혀 편다.

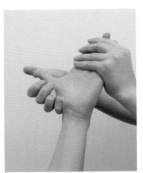

③ 엄지손가락을 원을 그리며 둥글게 돌린다.

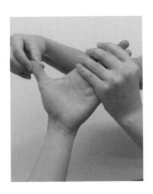

3. 다리운동

다리운동은 무릎과 엉덩이, 발목 및 발가락 등의 관절이 굳지 않도록 하여 걷는 데 지장이 없도록 다리의 기능을 활성화시키는 운동이다.

◇ **대퇴관절·무릎을 구부렸다 펴는 운동**

① 한 손으로 무릎 밑을 받치고, 다른 손으로는 발꿈치를 잡는다.

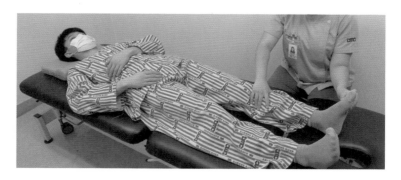

② 다리를 올리면서 무릎과 대퇴관절을 구부린다.

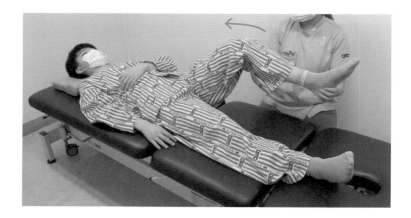

③ 최대한으로 넓적다리와 무릎을 구부려서 무릎이 가슴에 닿도록
한다.

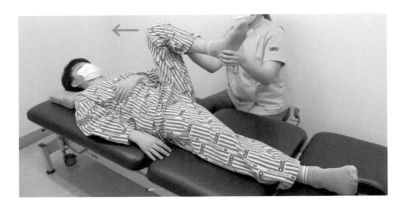

④ 무릎을 펴면서 다리를 서서히 내린다.

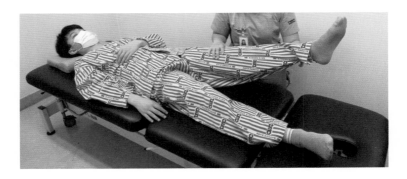

◇ 대퇴관절을 돌리는 운동

① 한쪽 손은 발목의 바로 위를 쥐고, 또 다른 손은 무릎 바로 밑
에 놓고 대퇴관절과 무릎을 직각으로 구부린다.

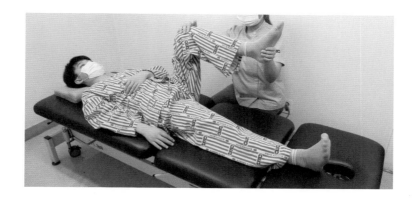

② 발목에 댄 손을 바깥쪽으로 끌면서 넓적다리를 안쪽으로 돌린다.

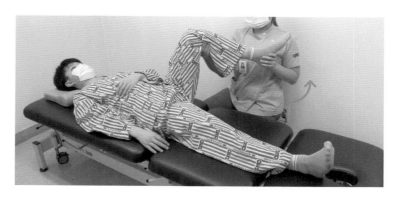

③ 발목에 댄 손을 안쪽으로 밀면서 넓적다리를 바깥쪽으로 돌린다.

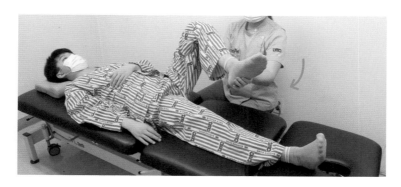

◇ 하지를 밖으로 벌리며 되돌리는 운동

① 한쪽 손으로 무릎 바로 아래를 떠받치고 다른 손으로는 발꿈치
   를 잡는다.

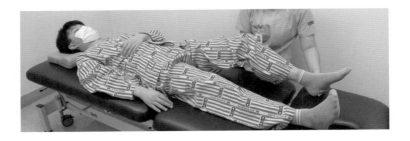

② 무릎을 편 상태로 발꿈치를 10㎝ 정도 들어 올리고 바깥쪽으로
   끌어당긴다.

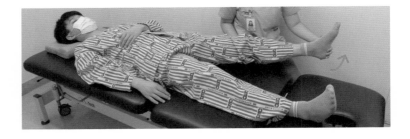

③ 원상태로 되돌린다.

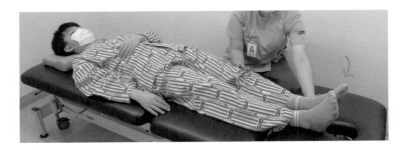

◇ 발목을 앞뒤로 구부려 뻗치는 운동

① 한쪽 손바닥을 발꿈치에 대고 손
  가락으로 발목을 아래로 잡고, 팔
  을 환자의 발톱 끝에 댄다. 발목의
  바로 위를 다른 손으로 위에서 누
  르는 기분으로 쥐고 발목을 단단
  히 고정한다.

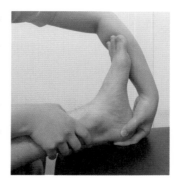

② 발톱 끝(발가락은 아니며, 발가락이 붙어
  있는 곳)을 팔로 누르면서 동시에 발
  꿈치를 끄는 기분으로 발을 뒤로
  젖힌다.

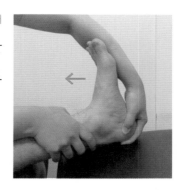

③ 발톱의 바로 위에 대고 있던 손을
  발등의 앞쪽 발가락 끝에 놓고, 또
  다른 손으로 아래쪽으로 누르며
  발목을 팽팽하게 한다.

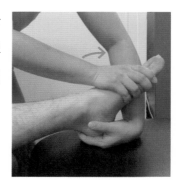

◇ 발바닥을 안팎으로 되돌리는 운동

① 한쪽 손으로 발끝을 잡고, 다른 손으로 발목을 단단히 쥔다. 발을 바깥쪽으로 비틀어 발바닥이 바깥을 향하도록 한다.

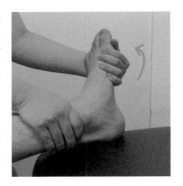

② 이번에는 반대로 발을 안쪽을 비틀어 발바닥이 안쪽으로 향하도록 한다.

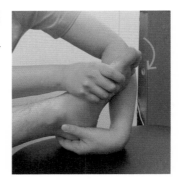

◇ 발가락을 구부렸다 펴는 운동

① 다리를 똑바로 편 채 발가락을 위로 젖힌다.

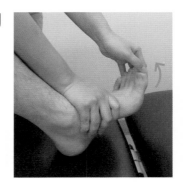

② 발가락을 구부린다.

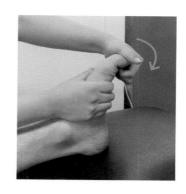

4. 혼자서 하는 재활운동

다른 사람의 도움을 받아 재활운동을 하다가 혼자서 하는 운동을 시작할 시점은 마비된 손발에 다소 힘이 생기는 듯한 느낌이 들 때부터이다. 이때에도 역시 재활운동의 목적은 근육의 수축으로 관절이 굳어지는 것을 막기 위한 것으로 비교적 가볍게 운동한다. 운동의 내용은 보호자에게 도움을 받아서 하는 운동과 거의 같다.

누워서 손발을 움직이는 운동이 활발해지면 다음 단계로 자리에 앉고 일어서고 걷는 본격적인 운동이 가능하다.

5. 어깨운동

◇ 팔을 앞쪽으로 올리기

① 건강한 쪽의 손으로 마비된 쪽의 손목을 잡는다.

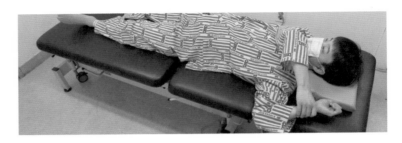

② 팔을 들어 올린다.

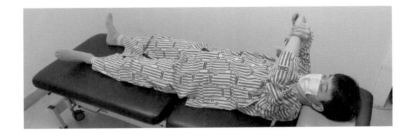

③ 팔을 머리 위까지 올린다.

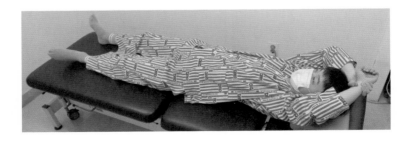

◇ 팔을 안쪽으로 구부리는 운동

① 건강한 쪽의 손으로 마비된 쪽의 손목을 잡는다.

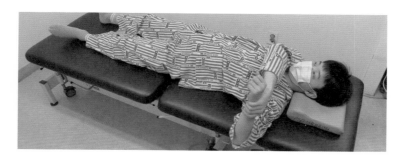

② 팔을 위로 들어 올린다.

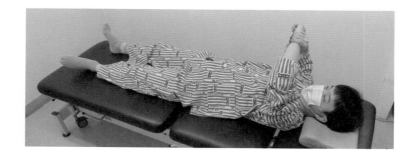

③ 팔을 건강한 손 쪽으로 가슴에 올려놓듯이 당긴다.

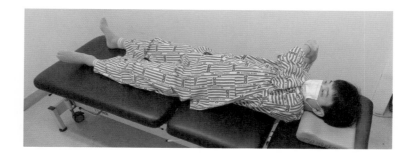

◇ 어깨 돌리기

① 건강한 손으로 마비된 손목을 잡는다.

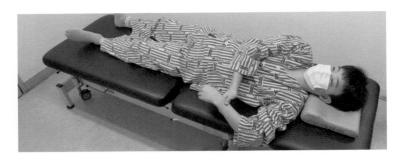

② 손이 천장을 향하도록 팔을 세운다.

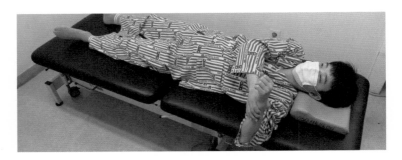

③ 팔이 침대에 닿도록 한다.

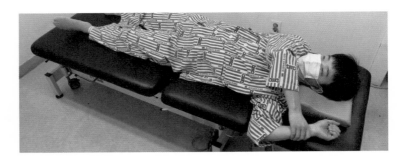

6. 팔꿈치 운동

◇ 팔꿈치 구부렸다 펴기

① 건강한 쪽의 손으로 마비된 쪽의 손목을 잡는다.

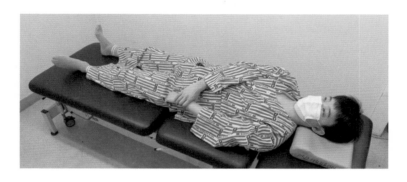

② 팔꿈치를 구부린다.

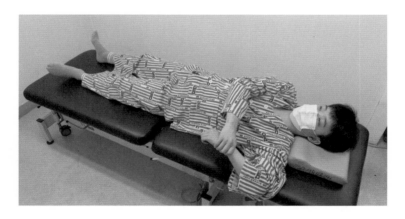

③ 팔꿈치가 똑바로 될 때까지 팔을 위로 올린다.

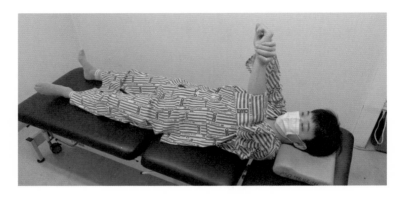

◇ 아래팔 돌리기

① 건강한 쪽의 손으로 마비된 손바닥을 단단히 잡는다.

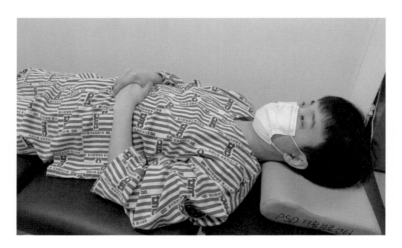

② 마비된 쪽의 손바닥을 얼굴 쪽으로 향하도록 한다.

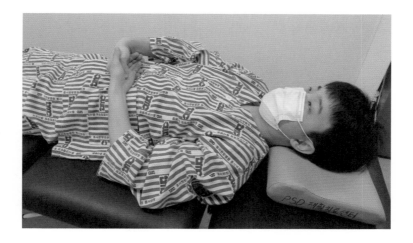

③ 다음은 발 쪽으로 향하도록 한다.

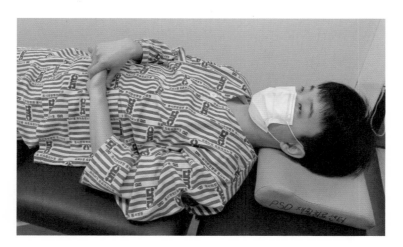

7. 손가락과 손을 구부렸다 펴기

① 손목과 손가락을 손바닥 쪽으로 구부린다.

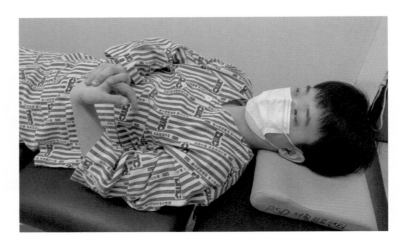

② 마비된 쪽의 손가락을 아래에서 잡고, 손목과 손가락을 손등 쪽
으로 휘게 젖힌다.

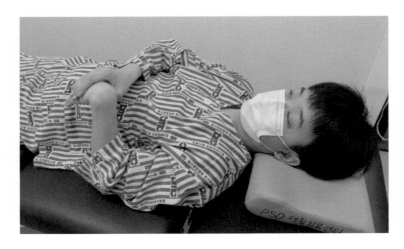

8. 엄지손가락의 구부렸다 펴기·돌리기

① 엄지손가락을 잡고, 뒤로 폈
   다가 손바닥에 닿을 때까지
   구부린다.

② 엄지손가락 앞쪽 끝을 잡고 동
   그라미를 그리며 돌리는 운동
   도 한다.

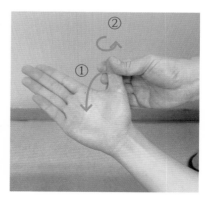

9. 대퇴관절을 굴곡하기

① 마비된 발의 무릎 밑으로 건강한 발을 끼워 넣는다.

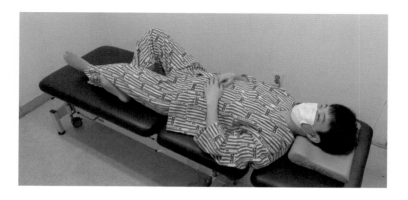

② 건강한 발을 마비된 발꿈치 쪽까지 똑바로 편다.

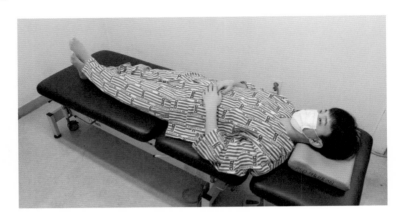

③ 건강한 발로 마비된 발을 최대한으로 들어 올렸다 내린다. 한
동작마다 쉬고 다시 반복한다.

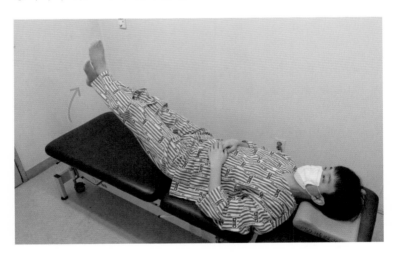

10. 대퇴관절을 좌우로 이동하기

① 마비된 발의 뒤꿈치 밑으로 건강한 발을 끼워 넣는다.

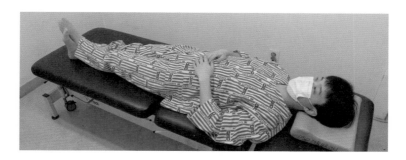

② 건강한 발로 마비된 발을 약간 들어 올리고, 바깥쪽으로 밀어낸다.

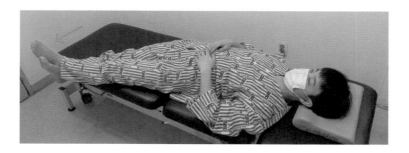

③ 이번에는 똑같이 안쪽으로 당긴다.

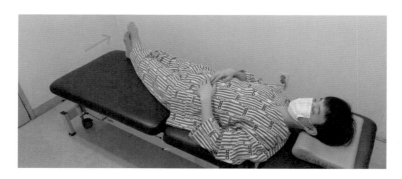

9 중풍의 예방

中
風

1

개요

중풍을 예방하려면 생활습관을 바로잡아 혈관의 노화를 지연시켜야 한다. 중풍은 발병 후에 허겁지겁 치료하는 것보다도 어떻게 하면 사전에 예방할 수 있는가 하는 것이 중요하고, 중풍에 걸리기 쉬운 위험인자를 하나라도 줄여나가기 위한 노력을 시작하는 것이 최우선의 과제다.

중풍의 위험인자들을 2개 분류로 나누어 보면 다음과 같다.
ⓐ 조절할 수 없는 요인 - 연령, 성별 가족력
ⓑ 조절 가능한 위험인자 - 고혈압, 당뇨병, 음주, 흡연, 고지혈, 비만

ⓐ에 속한 것은 하나의 자연스러운 운명이기 때문에 어떻게 할 수가 없다. 그러나 ⓑ는 자기 노력 여하에 따라 조절할 수 있는 과제에 해당한다. 생활하면서 이들 위험인자를 어떻게 예방하고 치료하는가

하는 것이 중풍 예방을 위한 가장 긴요한 과제에 해당한다.

사람은 혈관에서 늙는다고 한다. 혈관이 노화하는 것은 동맥경화의 진행에 기인한다.

그리고 중풍은 동맥경화의 결과로 발병한다. 뇌졸중은 생활습관병의 하나로 생각되고 있으며, 이 혈관의 노화를 지연시키기 위해 일상생활 또는 생활 스타일을 바로잡는 것이 중풍 예방의 기본이다.

中
風

2
고혈압의 예방

조절 가능한 중풍의 위험인자 중의 첫째가 고혈압이다. 고혈압은 거의 증상이 없고, 치료하지 않고 방치하는 동안에 중풍이 발병하여 비로소 관심을 갖는다는 의미로서 고혈압을 무언의 살인자라 한다.

고혈압은 신장병이나 부신副腎의 종양에 기인하여 발생하는 2차성 고혈압과 연령이 많아짐에 따라 40~50대에서 시작되는 본태성 고혈압이 있다.

종전에는 확장기혈압최저혈압이 높다는 것을 문제시했었으며, 수축기혈압최고혈압이 고령자에게 높다는 것은 나이가 많아짐에 따라 일어나는 혈관의 경화에 대한 일종의 대상작용이기 때문에 애써 치료할 필요는 없다는 생각이었다.

그러나 미국 역학 연구로 유명한 프라밍감 연구의 결과, 최저혈압치보다도 최고혈압치가 심장의 관동맥사冠動脈死 위험과 보다 긴밀하게 연관되어 있다는 것을 알게 되었다.

또한, 최저혈압치는 50대 전반까지는 높아지지만 60세가 넘으면 오히려 저하되는 경향이 있다고 한다. 반면 최고혈압치는 연령과 더불어 상승을 계속한다. 그리고 최저혈압치가 정상 범위라 해도 최고혈압이 높으면 심혈관질환의 위험이 높아진다.

그러므로 이제는 최고혈압이 중요시되고, 심혈관의 장애를 포함한 위험 요인을 경감시키는 방법으로 최고혈압을 적극적으로 내리게 하는 것이 대단히 중요하다. 한마디로 혈압은 혈관의 탄력, 수분, 염분에 좌우된다.

① 혈압은 심장이 혈액을 밀어내는 수축력에 관계된다.

건강한 사람이 달리기 또는 운동을 하고 난 직후 심장에서는 많은 혈액을 혈관으로 내보내기 때문에 혈압은 높아지게 된다. 한편 심장이 약해 심근경색을 일으키게 되면 혈압은 급격하게 내려간다.

② 말초혈관의 동맥경화 및 스트레스에 좌우된다.

동맥경화가 진행되면 혈관의 탄력성이 저하되어 혈압이 올라간다. 스트레스가 있어 심신이 긴장해도 혈관은 수축 상태로 되어 역시 혈압은 올라간다.

수분을 많이 섭취해야 하는 것은 잠잘 때는 혈압이 내려가기 때문이고, 특히 동맥경화가 심한 고령자는 수분 부족 때문에 혈압이 심하게 내려가게 되어 뇌혈류가 적어져 뇌경색을 일으킬 위험성이 높아지기 때문이다.

③ 혈압의 국제 기준치

최근의 세계보건기구WHO, 국제고혈압학회ISH의 가이드라인에 의하면 가장 이상적인 혈압은 120㎜/hg~80㎜/hg 이하이고 135㎜/hg~85㎜/hg 이하를 정상 영역으로 정해 놓았다. 고혈압의 합병증이 없는 경증 고혈압은 반년 동안은 약물요법이 아닌 생활습관을 바꾸는 노력을 하면서 경과 관찰을 통해 혈압이 떨어지지 않을 때 약을 쓰는 것이 바람직하다.

아침과 저녁의 혈압 측정은 각각 시사하는 바가 약간 다르다. 잠자리에 들기 전의 혈압은 1일 중에서 가장 안정되어 있어서 고혈압성 장기 장애의 중증도와 밀접하게 관계되고, 환자 고유의 혈압치에 제일 근접한 혈압치에 해당한다. 한편 아침 혈압은 약물 혈중 농도가 가장 낮은 때의 수치이고, 아침에 높은 경우는 소위 아침 고혈압이 의심된다. 이것은 중풍의 위험요인이 된다. 가정에서의 혈압 측정의 또 하나의 장점은 혈압을 손쉽게 측정함으로써 혈압의 자기 관리 의식을 높여 준다는 것이다.

혈압은 하루 동안 크게 변동하는 것이지만, 매일 같은 조건 하에서 측정하면 거의 일정하다는 것을 알게 된다.

3
당뇨병

당뇨는 뇌동맥경화를 촉진시켜 중풍을 일으키고, 뇌경색의 위험률을 크게 증가시킨다.

당뇨병은 특히 뇌의 모세혈관의 동맥경화를 진행시켜 뇌출혈 또는 뇌경색을 유발시키는 대단히 위험한 요인이 된다.

미국의 신장재단에서는 당뇨병이 있는 사람은 적극적으로 혈압을 내리는 요법을 써서, 혈압을 130/80㎜/hg까지 내려야 한다고 권고하고 있다. 이 수치는 미국 위생연구소NIH가 발표한 고혈압의 예방, 발견, 진단, 치료에 관한 미합동위원회의 제6차 권고에서 장려하고 있는 치료 목표인 135/85㎜/h보다도 더 낮은 수치이다. 낮은 혈압 목표치를 달성한 환자는 사망률이 32% 적으며, 중풍은 44%, 그리고 당뇨병 합병증도 24% 적다는 결과에 따라 혈압을 강압시킬 목표치를 정한 것이다.

中
風

4
음주

ㅤ

중풍을 좌우하는 생활습관으로서 알코올 섭취가 문제로 되고 있다. 조사된 바에 의하면, 알코올은 혈소판 응고에 무엇인가의 영향을 끼쳐 하루 10잔 이상 음주하는 사람이 중풍을 일으킬 위험은 술을 마시지 않는 사람에 비해 약 3배 높아진다고 한다.

ㅤㅤ와인이 심장에 커다란 도움을 준다는 연구 결과가 있다. 중풍의 위험도를 감소시키는 것에 관해서는 맥주, 와인 및 위스키, 소주 등 모두가 효과가 있는 것으로 되어 있다.

ㅤㅤ그러나 과다하게 마시면 위험도가 증가하기 때문에 전혀 마시지 않거나, 적당하게 마시는 게 좋다. 어쨌든 과음은 고혈압을 일으키는 주범이라는 것을 늘 명심해야 한다.

5
흡연

중풍의 위험인자로서 흡연을 빼놓을 수 없다. 발표된 여러 데이터에 의 하면 담배는 중풍의 위험인자임을 말해 주고 있다. 흡연자는 담배를 피우지 않는 사람보다 훨씬 중풍의 위험이 높아진다.

6
고지혈증

콜레스테롤cholesterol 수치가 높은 것으로 대표되는 것이 고지혈증이다. 고지혈증은 혈청지질血淸脂質을 형성하고 있는 콜레스테롤과 트리클리세리드(triglyceride, TG, 중성지방)의 어느 한쪽 또는 양쪽이 증가되어 있는 상태이다. 특히 고콜레스테롤 중에서도 LDL 콜레스테롤이 동맥경화의 가장 중요한 위험인자로 생각되고 있다.

콜레스테롤에는 좋은 콜레스테롤HDL과 나쁜 콜레스테롤LDL이 있다. HDL 콜레스테롤은 여분의 콜레스테롤을 회수하여 간장으로 운반하는 청소차와 같은 역할을 하고 있으며 동맥경화를 방지해 준다.

이에 반해 LDL 콜레스테롤은 말단 세포에 콜레스테롤을 공급하는 것을 기본 업무로 하고 있으며, 공급 과잉이 되면 콜레스테롤이 혈관에 참착하여 점점 혈관벽이 두터워지고, 혈관의 탄력을 잃게 하는 동시에 혈액순환의 통로를 좁아지게 한다. 이와 같은 현상이 동맥경화이다. 동맥경화가 진행되면 뇌경색과 심근경색을 야기시키게 된다.

동물성 지방의 과다 섭취 및 비대한 사람은 고지혈증의 경향이 있다. 건강한 사람이 심장병을 예방하려면 총 콜레스테롤을 240㎎/dl 이하, LDL콜레스테롤을 160㎎/dl 이하로 유지하는 것이 바람직하다는 판단이 있다. 심장의 관상동맥질환, 고령, 당뇨병, 고혈압, 흡연과 같은 위험인자의 수에 따라 총 콜레스테롤은 180~240㎎/dl 이하에서 목표치를 설정해야 할 것이다.

고지혈증을 치료하기 위해서는 우선 식사와 운동 등 생활습관의 개선을 해야 한다. 그리고 필요에 따라 약을 선택하여 복용하는 것도 중요하다.

우선 콜레스테롤 섭취량을 1일 300㎎/dl 이하로 억제해야 한다. 그리고 중성지방이 높은 경우에는 칼로리와 알코올 제한 및 체중 감량을 해야 한다. 운동을 늘 하는 사람은 중성지방을 감소시키고 HDL콜레스테롤 증가시킬 수 있어 고지혈증 관리에 바람직한 결과를 얻을 수 있다.

中
風

7

비만

비만은 중풍뿐만 아니라 당뇨, 고혈압, 심장질환을 일으킨다. 식생활의 서구화로 인해 비만 인구는 점점 증가하여 남녀를 불문하고 비만 어린이들도 눈에 띄게 많아졌다. 비만해지면 교감신경의 역할이 활발해져 체지방 조직이 증가하고 과식으로 영양분 과다 섭취가 불가피하게 되어 이것들이 혈압을 높이는 결과를 낳고 있다.

비만의 본질인 늘어난 체지방 조직을 형성하고 있는 지방세포는 고혈압을 일으키는 앤지오텐신Angiotensin, 당뇨병이 원흉이 되는 호르몬 등을 분비하는 작용을 하게 되어 모든 생활습관병 발병의 온상이 되고 있다.

체중을 어느 일정한 수준으로 유지시키는 데 특별히 중요한 것은 과식을 하게 되는 원인의 하나인 스트레스를 잘 컨트롤하는 동시에 과일, 야채를 많이 먹는 식생활로 바꿔야 한다.

체중 감량을 위해 단백질, 비타민, 미네랄 등은 필요한 만큼 섭취하고 에너지가 적게 들어 있는 식사법, 그리고 운동요법을 실행해야 한다.

감량의 유용성을 잘 이해한 다음, 아침저녁으로 반드시 체중을 기록하고 식사는 부식 위주로 영양을 유지하며 밥과 지방의 양으로 체중을 조절하도록 힘써야 한다.

8
운동

운동 부족은 중풍의 위험률을 증대시킨다. 적당한 운동은 고혈압, 비만, 고지혈증, 당뇨병을 예방한다.

하버드대학에서 뇌졸중의 위험요인 감소와 운동의 관계를 광범위하게 연구한 결과를 발표했다.

① 여성의 중풍 위험요인 및 허혈성 뇌혈관장애를 현저하게 저하시킨다.

② 넓은 보폭으로 걸으면서 속도를 빠르게 하면 보통 발걸음으로 걷는 속도에 비해 전체 중풍 위험요인을 크게 저하시킨다.

③ 운동 부족의 여성이 중년기 이후 활동이 많아지면 중풍 위험요인이 줄어든다. 이것은 신체 활동이 매우 즉각적인 효과가 있다는 의미다. 고령자가 오랜 세월 운동 부족에 있었다 해도 운동의 효과를 얻을 수 있다.

④ 신체 활동을 하면 혈압이 내려가고, HDL이 콜레스테롤치를 증가시키며 감량된 체중을 유지시킨다.

⑤ 평범한 중간 정도의 운동은 남자의 중풍 위험을 반감시키지만 과격하고 빈도 높은 운동은 평범한 운동보다 위험 요인 감소가 적다.

⑥ 운동이 혈압에 미치는 효과는 평범한 운동이 심한 운동보다 크다.

⑦ 여성의 뇌졸중 위험을 45% 정도 감소시키려면 자전거나 조깅을 1주에 4시간 정도 천천히 달리거나 걷는다. 걷기운동은 하루 1시간 1주일에 5~6일 계속한다.

9

심장질환

심장병이 있는 사람은 중풍에 걸리기 쉽다.

중풍의 1차적 예방이라는 점에서는 심전도상의 부정맥, 특히 심방세동心房細動이 있으면 뇌경색을 일으킬 위험이 크다.

이것은 심장 또는 경동맥에 생긴 혈전이 혈관을 타고 뇌로 들어가기 때문이다.

中
風

10
뇌의 사전 검사

발병의 증상이 나타나기 전에 중풍을 조기에 발견하려고 하는 것이 사전 검사다. 중풍은 한순간에 생명을 잃기도 하고 생명까지는 아니지만 언어장애, 반신불수 등의 심한 후유증에 시달려 비참한 생활을 하게 된다. 이와 같은 중풍을 아직 증상이 나타나지 않을 때 조기에 발견하여 치료와 예방을 위한 대책을 세우고자 하는 것이 뇌의 사전 검사 목적이다.

예전과 달리 MRI나 PET 등 첨단 검진 기기의 발달이 있기에 뇌혈관의 화상을 뇌의 구석구석까지 정밀하게 촬영하여 병변의 징후를 발견해낼 수 있다. 이와 같은 화상 진단으로 미파열 뇌동맥류뿐만 아니라 증상이 없는 뇌경색이나 뇌종양의 위험인자를 발견하여 의사의 지도 및 상담을 받아 발증이나 진행을 저지하는 수순을 밟을 수 있다.

10 뇌혈관질환과 건강한 노후

中
風

1
개요

나이가 많아지는 것과 함께 심혈관이 노화되고 약해진다. 따라서 혈관 이 많은 뇌에 변화가 생기는 것은 어쩔 수 없는 자연 현상이다.

뇌혈관질환은 심장에 문제가 있어 혈액을 제대로 방출하지 못하거나 동맥경화 때문에 혈관에서 혈액의 흐름에 장애를 야기시켜 발생하는 여러 질병을 지칭하는 말이다.

뇌혈관질환을 일으키는 주요 원인은 고혈압, 당뇨, 고지혈증 등 운동 부족 및 식생활 잘못, 그리고 노화를 들 수 있다. 이와 같은 요인들은 중풍을 일으키거나, 관상동맥질환, 협심증, 심근경색 등을 유발한다.

우리는 늙어도 건강하길 바라고 노망하지 않았으면 한다. 그러나 나이가 들수록 지능이 떨어지는 뇌의 생리적 변화 또는 병적인 노화 때문에 본인의 고통은 물론, 가족과 사회에 커다란 폐해를 끼치게 된다.

나이가 많아질수록 쇠퇴하기 쉬운 지능은 기억력, 분석력, 창조적 사고, 감각기능, 운동 반응이다.

　반면 좀처럼 쇠퇴하지 않는 지능도 있다. 그것은 언어적 지식, 판단력 등이 이에 해당한다.

　그러나 나이가 들수록 향상되는 지능도 있는데, 사물을 판단하는 능력은 나이와 함께 더욱 향상된다.

中
風

2
뇌의 변화

나이와 함께 뇌세포의 사멸 및 수지상돌기의 감소로 뇌의 무게는 줄어들게 된다. 동시에 세월에 따라 뇌세포 속에 이상한 단백이 축적되고, 노화반, 아미로이드 등이 축적되어 치매 등을 일으키는 원인이 되고 있다.

건강한 노후를 보내기 위해 고혈압, 당뇨의 예방에 힘쓰고 운동 부족이나 식생활 개선을 통해 각종 성인병을 예방하는 노력을 지속해야 한다.

인간의 연령은 세월과 함께 많아지는 세월의 나이가 있는가 하면 육체나 근육의 힘에 비유에 말하는 생리적 연령이 있고, 옷차림이나 사교 및 화제, 사고 등이 젊게 세련되어 있는 정신적 연령이 있다.

세월의 나이는 어쩔 수 없으나 생리적 연령이나 정신적 연령은 우리의 생활 태도와 노력으로 달라지게 할 수 있다. 세심한 주의와 꾸준한 노력으로 건강한 노후를 보내는 지혜가 필요하다. 그리고 건강한 노후의 열쇠는 분명 생활 방식Life Style의 변화에서 찾아내야 할 것이다.

3
치매 alzheimer's diseaes

① 치매의 분류

연령에 따라 뇌의 변화의 첫 번째는 뇌의 무게가 감소되는 것이다. 청소년기가 지나면 나이와 함께 뇌세포가 조금씩 사멸하기 시작하고 뇌세포에 서 돋은 수지상돌기도 줄어들기 때문에 노년기의 뇌의 무게는 청년기의 무게보다 100g 정도 감소한다. 동시에 축적되는 아미로이드amyloid 및 활성산소의 해독으로 뇌동맥경화증과 신경 퇴화를 유발시켜 치매를 일으키게 된다. 만성적이고 광범위한 뇌의 병변이 생긴 결과로 나타나는 정신증상이라는 치매는 원인에 따라 '뇌혈관성 치매'와 '노년성 치매'로 분류하고 있는데, 치매의 일반적인 증상은 다음과 같은 현상을 수반하게 된다.

ⓐ 사물에 대한 이해 및 기억이 나빠지는 기억력 저하

ⓑ 이해력, 학습 능력, 사고·판단력, 계산력의 극심한 저하

ⓒ 장소를 모르고 사람을 알아보지 못하는 방향 목표 장애

ⓓ 단정하지 못하고 착실함도 전혀 없는 어설픈 모습

뇌혈관성 치매는 뇌경색이 점점 진행되어 치료도 되지 않고 경색의 범위가 광범위하게 번져 있는 상태이다.

알츠하이머형 노인 치매는 늙어가는 사이에 뇌경색을 반복적으로 일으키지는 않았으나 빈둥빈둥하는 사이에 뇌의 활동이 둔화되고 위축되어 뇌 기능상의 이상으로 치매가 된 것에 해당한다.

뇌 영상 촬영의 화상에 나타난 혈관성 및 노년성 치매의 특징은 뇌혈관 치매의 경우에는 뇌의 기저핵 부위에 많은 뇌경색이 발생되어 있는 것이 나타나고, 노년성 치매는 뇌의 심한 위축이 진행되어 그 위축 때문에 뇌실이 확대되고 뇌의 표면의 주름들이 매우 거칠어져 있다는 특징이 있다.

일반적으로 동양권에서는 뇌혈관성 치매가 많고 서양에서는 알츠하이머형이 많은 것으로 조사되었다. 그러나 이제는 동양권에서도 점차 알츠하이머형이 늘어나는 추세에 놓여 있다.

중풍이 발병하여 치료되지 않고 중풍을 되풀이하는 동안에 뇌혈관성 치매가 되기 때문에 중풍의 위험인자와 뇌혈관성 치매의 위험인자는 거의 엇비슷하다. 그리고 중풍은 대개의 경우 뇌경색의 진행 또는 재발의 반복으로 야기되는 질병이기 때문에 뇌혈관성 치매에 걸리지 않으려면 중풍에 걸리지 않아야 한다. 따라서 치매에 걸리지 않으려면 중풍의 예방과 재발의 방지가 얼마나 중요한가 하는 것은 자명한 이치다.

② 치매의 테스트

치매 상태에 있는지 아닌지, 다소 노망기가 있는지의 여부를 판단하는 간단한 검사 방법으로 나이를 물어보거나, 날자와 요일을 물어보고, 지금 있는 장소가 어딘지 아는가를 확인하고, 더하기나 뺄셈, 동식물의 이름 등을 물어본다.

③ 치매의 치료

치매의 기본 요인은 지적기능의 저하이고, 우울증, 망상, 야간 배회, 폭력, 불결함 등 치매 상태를 수식修飾하는 2차적 요인이 있다.

중핵 증상中核症狀이라는 1차적 요인에 해당하는 기명력記名力 장애, 위치 인식장애, 기억장애 또는 이에 수반하는 판단 계산 능력 및 성격 변화는 뇌세포의 괴사에 의한 것으로 아직 이에 대한 본질적 치료는 충분하게 발달되어 있지 않다. 현재까지는 다만 그 진행을 멈춰 보려는 약품이 나와 있을 뿐이다.

한편 2차적 요인인 심기 격앙, 불면, 망상, 불안, 우울증에 대한 치료는 예전부터 해오고 있는 것으로 치료 가능한 증상이기도 한다.

무엇보다 중요한 것은 가벼운 치매에 해당하는 흥미 감퇴, 물건 둔 곳을 기억 못 하는 일이 자주 일어나거나, 주의력이 감퇴하는 사람은 다음과 같은 예방법을 적극 실행하는 것이 바람직하다.

가족들과 많이 어울려야 하고, 여럿이 함께 이야기 나누는 기회를 자주 만들어야 한다. 그 밖에 음악요법, 아로마요법 등으로 지각신경을 매개로 또는 직접 뇌세포를 자극하는 방법으로 뇌혈류를 증가시켜 활력을 불어넣는 일이 중요하다. 또한, 영상이나 숫자가 움직이는 슬롯머신slot machine, 커다란 음향의 배경 음악background music 등으로 시각, 청각, 촉각의 자극을 받아 문제의 행동을 개선하고 망발이 나타나는 것을 개선시키는 효과를 얻도록해야 한다.

④ 치매의 예방

중풍을 예방하는 데 힘쓰고, 뇌를 부지런히 사용하는 것이 치매 예방의 기본 수칙이다. 치매 예방의 구체적인 방법으로서는 다음과 같은 것들이 권장되고 있다.

ⓐ 조깅이나 걷기 운동으로 뇌의 혈류를 증가시킨다.
ⓑ 창조적 활동이나 바둑, 장기, 독서로 뇌를 사용한다.
　 새로운 지식을 터득하고 사회활동의 참여 및 취미생활을 계속한다.
ⓒ 비타민 C, E 카로틴carotin 등의 항산화물과 미네랄의 보충에 힘쓴다. 정기 검진, 혈압 관리, 과음 과식의 금지, 일과 삶의 보람을 찾으려는 노력을 한다.

⑤ 건강한 노후

건강한 노후를 보내기 위해서도 그렇고, 본인은 물론 가족에게 고통을 주지 않아야 하고, 또한 중풍과 치매로 인한 막대한 사회적 비용과 손실이 있다는 것도 생각해서 건강한 정신으로 병들지 않고 노망하지 않고 살겠다는 건강한 노후의 삶을 목표로 해야 할 것이다.

참고로 건강하게 장수한 사람들을 조사한 결과는 다음과 같이 열
거되어 있다.

1. 육체 노동과 부지런하게 일에 종사했다.
2. 분명한 역할이 있다.
3. 명랑하고 안달복달 속을 태우지 않는 느긋함이 있다.
4. 자연환경 속에서 산다.
5. 일찍 자고 일찍 일어나고 사교적이다.
6. 음주는 적게 담배는 피우지 않는다.
7. 머리를 쓰고 취미와 삶의 보람을 찾는다.
8. 행복한 가정과 장수하는 집안이다.
9. 세 끼 식사를 정해진 시간에 한다.
10. 적당한 운동을 한다.

4
중풍과 관계되는 오해

① 마비 증상의 회복

뇌조직은 한 번 손상되면 재생이 어렵지만 시간이 지나면 뇌기능이
재배치되어 신체마비 현상은 수개월에 걸쳐 상당히 회복될 수 있다.
2차 재발을 막기 위해 시행하는 예방적 수술 역시 임상 증상을 70%
까지 호전 시켜 준다. 회복을 촉진하고 관절이 뻣뻣하게 굳는 것을 방
지하기 위해선 체계적이고 지속적인 재활치료가 도움이 된다. 마비
증상은 결코 회복되지 않는다는 생각은 오해일 뿐이다.

② 두통 어지럼증, 뒷목이 뻣뻣한 증상

두통과 어지럼증이 있다고 반드시 뇌졸중은 아니다. 하지만 평소에
경험하지 못한 심한 두통과 구토를 동반하는 두통이나 어지럼증, 신
체의 감각이나 운동의 이상이 있는 경우에는 뇌졸중의 가능성이 매
우 높기 때문에 반드시 전문가의 진료를 받아야 한다. 두통이나 어지
럼증이 있고 목이 뻣뻣하면 뇌졸중이라는 생각은 오해다.

③ 젊은이와 뇌졸중

소아기의 모야모야병, 10~30대에서는 뇌혈관 기형이 뇌경색이나 뇌출혈의 원인이 된다. 대표적인 뇌혈관질환인 뇌동맥류 환자들의 내원 현황을 분석한 결과 발병 평균 연령이 53세로 한창 완성한 사회활동을 하는 연령층이었다. 특히 40세 미만 환자가 12.7%나 차지해 젊은 층의 발병률이 높게 나타나고 있음을 알 수 있다. 중풍은 노년기에만 해당되는 것이 아니다.

④ 응급조치로 손을 따는 것

뇌졸중으로 쓰러졌을 때 의식을 깨우기 위해 뺨을 때린다든지 심하게 흔들어 깨우는 행동, 환자의 손가락을 바늘로 따서 피를 내거나 또는 강제로 환자의 입을 통해서 약을 먹이는 것은 오히려 해가 될 수 있다. 손가락을 딸 경우 통증으로 혈압이 갑자기 올라가 증상이 악화될 수 있으며, 억지로 약을 먹이는 것은 기도를 막아 질식이나 폐렴을 유발할 수 있다.

中
風

5
뇌혈관질환의 새로운 경향

① 계절이 따로 없다

중풍과 같은 뇌혈관질환은 예전에는 겨울철에 주로 많이 발생하는 것으로 생각해 왔다. 계절이 갑자기 변하는 환절기 등에 유병률이 상대적으로 높은 것이 사실이지만, 어느 특정 계절에 환자가 갑자기 발생하기보다는 1년 내내 고른 발병 추이를 보이고 있다. 겨울철에만 중풍이 생기는 것은 아니다.

② 여성 중풍 환자의 증가

최근 대포적인 뇌혈관질환인 뇌동맥류로 대학병원을 찾은 환자의 현황을 분석한 결과, 남녀 비율이 760명 대 1,236명으로 여성 환자가 60%가량 더 많은 것으로 나타났다. 통계 자료에 의하면 사망 확률 역시 남성보다 여성이 높아 45세 기준 남성의 뇌혈관질환 사망 확률은 15.26%인데 비해 여성의 사망 확률은 17.84%였다. 이는 암으로 인한 여성 전체 사망 확률 15.52%보다도 더 높은 수치로 여성 전체 사망 확률의 1위에 해당한다. 65세 여성 역시 18.05%로 암으로 인한 전체 사망 확률 13.67%보다 높은 수치를 보였다.

③ 중풍이 많아지고 있다

뇌혈관이 터지는 뇌출혈에 비해 동맥경화와 고지혈증 등으로 혈관이 막혀 발생하는 뇌경색 비율이 큰 폭으로 증가하고 있다. 과거 고혈압이 많았던 시절 출혈성 뇌중풍이 많았던 것과는 대조적으로 뇌경색으로 인한 중풍의 비율이 전체 중풍의 70~80%가량 차지하고 있다. 한 조사 결과에 의하면 지난 90년대 초 뇌경색이 뇌출혈의 2.15배였지만 2000년대 초에는 뇌경색이 뇌출혈에 비해 4.78배나 높은 것으로 나타나기도 했다.

뇌출혈보다 뇌경색이 급증하고 있는 이유는 서구식 식단으로 인스턴트식품이나 동물성 기름을 많이 섭취해 혈관 내 콜레스테롤 수치가 크게 증가하고 있기 때문으로 생각되며, 식생활의 서구화가 가속화될 경우 뇌경색의 비율은 더 높아질 수밖에 없을 것으로 보인다.

④ 무증상 뇌경색 환자 늘어

무증상 뇌경색silent infarction은 비교적 최근에 등장한 용어이고 두통 등 다른 이유로 CT나 MRI 검사를 하다 우연히 발견된 뇌경색을 말한다. 특징적으로 뇌경색의 크기가 작고 병력상에서도 중풍의 증상이 전혀 없다. 무증상 뇌경색은 심방세동이나 뇌혈관의 협착이 있는 환자에게 자주 관찰되고 있으며, 중풍을 일으켜서 입원한 환자의 뇌 촬영에서 약 11% 정도는 이미 무증상 뇌경색이 있었던 것으로 알려져 있다.

中
風

6
뇌혈관질환의 유병률

① 뇌혈관질환과 사망

통계청이 2000~2004년까지 5년 동안 뇌혈관질환으로 인한 사망률을 분석한 결과, 1일 평균 93명이 뇌혈관질환으로 사망하는 것으로 나타났다. 이는 15분에 1명꼴로 사망자가 발생하고 있는 셈이다. 뇌혈관질환은 1일 평균 177명의 사망자를 내고 있는 암에 이어 두 번째로 사망률이 높은 질환이다.

49명의 사망자를 내 3위를 차지하고 있는 심혈관질환과는 두 배 가깝게 차이가 난다.

인구 10만 명당 뇌혈관질환의 사망률 역시 70.3명으로 36.9명을 기록한 심장질환(허혈성 심장질환 26.3, 고혈압성 질환 10.4)의 2배에 가깝다. 뇌혈관질환은 40~49세부터 전체 사망률 순위 4위에 오르기 시작해, 50세 이후에는 2위로 급상승하고 있다.

② 여성 뇌혈관질환 사망 확률

전국 8개 대학병원을 대상을 뇌동맥류로 내원한 1,996명의 환자를 분석한 결과, 여성 환자1,236명의 비율이 남성 환자760명보다 61% 정도 높은 것으로 나타났다.

통계청에 의하면 2003년 현재 45세 여성이 뇌혈관질환으로 사망할 확률은 17.84%로, 암癌으로 인한 여성 전체 사망 확률 15.52%보다 높아 전체 여성 사망 확률 중 1위를 차지한 것으로 나타났다. 65세 여성 역시 18.05%로 암으로 인한 전체 사망 확률 13.67%보다 높은 수치를 보였다. 이 같은 결과는 남성의 경우 암으로 인한 사망 확률(45세: 28.39%, 65세: 16.22%)보다 크게 높은 것과 대조적이다.

11 중풍의 치료 사례

中
風

중풍의 치료 사례

1. 뇌출혈로 수술받은 뒤 한방치료를 받게 되었다(60세, 여)

5년 전부터 고혈압 때문에 혈압약을 복용하고 있었으나 2000년 8월 20일 뇌출혈이 발병하여 양방병원에서 수술을 받고 2000년 9월 30일까지 입원하여 치료받았다. 그러나 한방치료를 받기 위해 본원으로 입원하였다.

주요 증상으로는 우측 반신마비로 휠체어로 화장실을 다녀야 했고 기억력장애, 인지력장애, 치매 증상이 있었으며 언어가 둔하고 소변빈삭 그리고 퇴행성 관절염으로 인한 무릎 통증 등도 있었다.

검진 결과 혈압, 호흡, 맥박, 체온이 안정되어 있는 상태여서 바로 한방재활치료를 시작하면서 왕뜸을 떠서 원기를 북돋아 주었다. 침치료를 매일 1회씩 시행하여 기혈 순환을 도왔으며 중풍 재발 방지를 위한 혈액치료를 1일 1회 실시하였다. 그리고 중풍과 치매치료를 위한 뇌혈류 순환을 돕는 한약을 지속적으로 복용시켰다. 그 후 2개월 동안 입원 치료를 받은 후 환자는 혼자서 걸을 수 있게 되었고 기억력과 인지력이 현저하게 호전되었으며, 언어도 부드러워지고 소변빈삭 증상도 1일 7~8회 정도로 자리 잡혀 퇴원하게 되었다.

무릎관절염으로 보행 시 통증이 남아 있으나 꾸준한 외래치료로 호전되었다.

2. 팔다리에 힘이 없고 마비 증세가 있다(80세, 여)

왼쪽 팔다리에 힘이 없는 환자로서 외래를 통해 입원했다. MRI 검사로 우측 기저핵 부위에 작은 경색이 탐지되었고, 고혈압, 당뇨의 과거력은 없었다.

혈액검사에서 가벼운 빈혈이 확인되었고 혈액 중 단백질이 조금 부족했다. 성격이 내성적인 편이고 약간 마른 편이었다. 초기에는 성향정기산을 사용하며 침치료를 시행하였고 후기에는 기혈을 보하는 처방으로 바꾸어 처방했다. 팔다리의 마비는 심하지 않은 편이었으나 기력이 떨어져 재활치료를 받는데 힘들어하시는 편이었다.

입원 4주 후에 겨우 혼자 화장실 출입이 가능해졌다. 혈액검사 결과 빈혈이 많이 회복되었다.

이 환자의 사례와 비슷한 부위에 경색이 있고 증상도 비슷한 52세의 여자 환자는 과거력상 특별한 것이 없고 혈액검사도 정상 범위였는데 발병 2주 후에 혼자 화장실 출입이 가능할 정도로 마비가 풀렸다. 이와 같은 사례는 젊은 환자는 다른 특별한 문제가 없다면 회복이 다소 빠르지만 나이 많은 환자는 기력이 약해서 회복에도 시간이 많이 걸린다는 것을 말해 준다.

결국 같은 증세의 중풍인 경우에도 환자의 연령이나 기력의 차이에 따라 회복의 정도가 다름을 알 수 있었다. 즉 중풍의 회복은 기력이 회복되어야 그 치료가 빨라지는 것이다.

3. 일과성 뇌허혈로 입원했으나 완쾌되어 퇴원(60세, 남)

2003년 10월 12일, 62세의 건장한 체격의 남자로서 평소에 병원에 거의 가본 적이 없었다고 하는 사람이 갑자기 직장에서 왼쪽 반신에 힘이 없어지고 말이 둔해지면서 머리가 아프고 어지러우면서 속이 메슥거리고 토하는 증세로 병원에 왔다.

혈압은 190~110㎜/hg, 평소에 고혈압이나 당뇨는 없었다고 하였다. 즉시 침으로 손끝을 사혈하여 피를 빼주고 구급혈을 취하여 침을 놓고 침대에 뉘여 안정을 취하게 하였다. 20분 후에 침을 빼고 나니 손발이 다시 정상으로 돌아왔고 말도 부드러워졌으며 머리 아프고 어지러운 증상이 사라졌다. 물론 속이 매슥거리고 토하려는 기운도 가라앉았다. 혈압도 130~80㎜/hg으로 안정되었다. 환자는 고맙다며 집으로 돌아가려고 하였다.

그러나 경험상 집으로 돌아가서 제대로 안정을 취하지 못하고 초기 치료를 적극적으로 하지 않을 경우 이 병은 다시 재발할 가능성이 있고, 뇌경색으로 진행될 가능성이 높다. 그래서 바로 입원 치료를 권유하여 환자는 1주일간 입원 치료를 받고 퇴원하였다.

이 환자와 같은 경우가 일과성 뇌허혈 발작으로 반신불수, 언어장애, 두통, 어지럼증 등의 중풍 증상이 일시적으로 나타났다가 흔적도 없이 회복되는 발작에 해당하고 뇌경색의 전조증에 해당된다. 이는 뇌혈류가 일시적으로 정지하여 발생하는 증상으로서 자주 발생할 경우 중풍으로 발전하게 된다.

다행히 환자는 1주일 동안 치료를 받은 후 퇴원하여 생활상의 안정을 되찾았다. 과로를 피하고 술, 담배를 끊고 정기적으로 검진과 치료를 받았다. 그 후 건강한 상태에서 1개월에 1번씩 병원에 와서 상담하고 필요한 처치를 받았다.

4. 술 때문에 간기능이 나빠져 중풍이 되었다(60세, 남)

왼쪽 팔다리에 힘이 없고 어지러운 증상으로 응급실을 통해 입원하였다. 입원 당시 혈압은 130-90㎎/hg이었고, 맥박, 체온은 정상이었다. 술을 좋아해서 1주일에 거의 4~5일 정도는 소주 한 병 정도를 마셨다고 했다. 2년 전에 내과의원에서 알코올성 지방간 진단을 받았으나 별다른 치료를 받지 않았고 술도 계속 마셨다고 했다. 고혈압과 당뇨의 과거력은 없었다.

혈액 생화학 검사에서 고지혈증, 빈혈, 간효소치의 상승이 나타났다. MRI 검사에서 우측 방사관에 뇌경색 소견이 보였으며 전반적으로 뇌의 위축이 관찰되었다. 간에 대한 초음파 소견은 약간의 간종대, 지방간 소견을 보였다. 초기에는 뇌의 순환을 촉진시키는 치료로 한약 및 침치료를 시행하였다. 입원 3일째 어지러운 증상은 거의 사라졌으나 소화장애를 호소하였으므로 간기능을 개선시키는 한·양처방으로 변경하였다.

그 뒤 소화장애는 없어지고 입원 3주경부터는 팔다리의 힘도 좋아져 지팡이 짚고 보행이 가능해졌다. 간기능 검사에서 간효소치도 많이 떨어져 있었다.

간기능이 안 좋으면 한약을 복용하면 안 된다고 하는 사람이 많다. 하지만 이 사례를 보고 알 수 있듯이 간기능이 나빴던 중풍 환자도 체질에 맞는 적절한 한방치료를 통해 중풍뿐만 아니라 간기능까지 좋아지고 회복되는 것을 많이 보게 된다.

5. 한창 활동해야 할 30대에 뇌출혈이 왔어요(37세, 여)

7년 전부터 고혈압이 있었고, 평소 두통이 자주 있었으나 치료를 하지 않고 지내 오다가 2002년 1월 19일 갑자기 쓰러졌을 때 양방병원에서 뇌출혈이라는 진단으로 수술을 권유했지만 수술이 싫었고 한방치료에 대한 막연한 기대로 본원에 입원하였다.

내원 당시 증상은 좌측 반신마비로 좌측 상하지 수족운동이 전혀 불가능한 상태였으며 지속적 기면嗜眠 상태, 두통, 배뇨장애, 배변장애가 있는 위중한 상태였다.

우선 고혈압 관리와 더불어 사상의학적 체질 처방과 동씨침법을 응용하여 약물치료와 침구치료를 시작해 나갔다.

뇌출혈이 거의 흡수되었을 때 침상 운동을 가볍게 시켰으며 4주가 지나자 완전히 출혈이 소실되었고 이어 물리치료, 혈액치료, 왕뜸, 직접구 등의 한방 재활치료를 본격적으로 시작하였다.

5주째 팔다리 마비가 서서히 풀리기 시작하였고, 6주째 혼자 서 있는 것이 가능해지고 지팡이 보행을 하기 시작하였으며, 7주째 접어들면서 혼자 걸어다닐 수 있게 되었다.

입원 3개월에 접어들면서 잦은 외출을 통해 가정생활과 사회 분위기에 순조롭게 적응해 나가는 훈련을 하면서 통원치료를 받도록 했다.

6. 마음고생 끝에 늙어서 치매에 중풍까지(75세, 여)

다소 마른 체격의 성격에 내성적인 73세의 여성 환자로서 별다른 병력이 없이 건강했으나 갑자기 어지러움, 인지장애, 언어장애 등의 증상이 나타나 본 병원에 내원하였다.

젊은 시절 남편의 바람기로 인한 스트레스가 많았으며, 평소 말이 별로 없이 조용한 성품으로 몸가짐을 반듯하게 하셨던 분이였으나 갑자기 대소변 실금 증세와 주위 사람들을 착각 혼돈하며 잠을 안 주무시고 헛소리를 하는 증세였으며 어지러움과 언어장애는 경미한 편이었다.

MRI상으로 왼쪽 대뇌에 작은 혈관이 막혀 있었으며 뇌가 심하게 위축된 상태였다. 이러한 경우는 치매가 올 수 있는 확률이 높은데 이 환자의 경우도 뇌경색과 더불어 혈관성 치매가 온 사례이다. 치매는 지능의 전체적인 장애를 말하는데 원인에 따라 지속될 수도 있고 호전될 수도 있으나 대개 서서히 만성적으로 발생하는 것이 특징이다.

기혈이 부족하여 발병한 것으로 판단되어 기혈을 보하여 주며 정신을 맑게 하는 약물을 투여하였으며 왕뜸요법을 병행하였다. 입원 2주일이 지난 후부터는 헛소리, 인지장애, 기억력장애 등이 서서히 회복되어 보호자와의 원활한 의사소통이 가능해지고 기력도 좋아졌고 어지럼증도 나아졌으며, 한 달이 지난 후 퇴원하게 되었다.

그 후 일주일에 2번씩 통원치료를 받는 동안 건강한 모습이어서 새삼 보람을 느꼈다.

7. 신장병이 있었는데 설상가상 중풍이 되다니(54세, 남)

보통 체격에 성격이 급한 54세의 남자로서 5년 전 급성신우신염을 앓은 후 신장 때문에 계속 병원에서 치료를 받으며 약을 복용했다고 한다. 그러던 중 갑자기 머리가 아프고 토하면서 서서히 힘이 빠지고 왼쪽에 마비증세가 나타나 병원 응급실에 입원하였으며, CT에서 뇌혈관이 막혀 있다는 뇌경색의 진단을 받고 본원으로 오게 되었다.

의식은 명료한 상태였다. 얼굴이 검은 편이고 변비와 배뇨 곤란 증세를 호소하였으며, 입이 마르고 설태가 황색이었다. 이화학적 검사에도 신장기능의 수치가 높았으며 소변에 단백뇨의 소견을 보였다. 이 환자의 경우에는 초기에 뇌의 원활한 혈류 순환과 안정을 위해 대장 및 신장의 열을 내리게 하는 약물을 복용시켰으며, 입원 후 2일 만에 대변 소변을 쉽게 볼 수 있게 되었다.

그리고 일주일 뒤 재검사에서도 단백뇨 소견이 없어졌고 신장기능 수치가 조금씩 낮아졌다. 왼쪽 팔, 다리의 마비는 서서히 회복되어 3주 후부터는 조금씩 걷게 되었으며, 입원 한 달 반 만에 지팡이로 보행 가능하게 되어 퇴원할 수 있었다.

퇴원 당시 소변 혈액검사에서는 신장기능은 정상 상태를 보였으며, 계속적인 신장 및 중풍에 대한 꾸준한 치료를 게을리해서는 안 된다는 사실을 강조해 주었다.

8. 심장이 나쁘더니 중풍까지 왔다(63세, 남)

다소 비만한 체격에 성격이 급한 65세의 남자가 10년 전부터 고혈압 진단을 받고도 별다른 치료를 받지 않았다. 3년 전 협심증 증세로 병원에서 2주 정도 입원 치료를 받았으며, 본 병원에 내원 당시 고혈압과 협심증에 대한 약을 복용하고 있었다.

CT에서 왼쪽의 대뇌의 혈관이 막혀 있는 뇌경색으로 진단되었으며, 의식 상태는 명료한 상태였고 오른쪽 팔다리가 마비되어 있었다.

얼굴빛이 붉은 편으로 상기감이 있고 밤에 깊은 잠을 이루지 못하고 뒤척였으며 간헐적으로 가슴의 답답함과 통증을 호소하는 상태에서 심전도상 허혈성 심장 상태로 심근경색에 주의하라는 진단이 나왔다. 평소 음주량이 많았던 탓에 간, 심장에 열이 많을 것으로 판단하고 한약을 3일 정도 투여한 결과 잠도 잘 자게 되고 얼굴의 상기감도 없어졌다. 일반 이화학적 검사 소견으로 간기능의 수치가 높게 나타났으며 허혈성 심장질환, 고지혈증 등도 나타났다.

계속적으로 간과 심장의 열을 제거하면서 뇌를 안정시키는 약물과 침구치료, 그리고 물리치료를 실시한 결과 가슴의 답답함과 통증 증세가 서서히 없어졌으며, 처음에 완전 마비였던 것이 불완전하지만 스스로 걸어서 화장실에 다닐 수 있게 되었다. 차츰 증상이 회복되면서 마비 부위에 저린 증상과 어깨 관절의 탈구로 인한 통증을 호소하기에 뜸요법으로 치료하여 기혈 순행을 원활하게 하였고, 혈액 내의 찌꺼기를 걸러 주기 위한 혈액치료도 병행한 결과 혈액검사상 간기능 수치 및 체내 지질 성분 수치가 정상 범위로 돌아왔다.

다소 마비 후유증은 남은 상태로 통원치료를 끝내고 2개월 만에 퇴원하였다. 이 환자는 평소 고혈압, 협심증이 있던 상태에서 뇌경색이 발생한 경우에 해당하고 앞으로도 치료 및 관리에 매우 적극적인 노력을 해야 할 것으로 생각되었다.

9. 당뇨가 심했는데 중풍이 발병했다(55세, 남)

오른쪽 팔다리에 힘이 없어 응급실을 통해 입원하였다. 성격은 급한 편이고 체격은 약간 비만한 편이었다. 입원 당시 혈압은 140~80㎜/hg이었고 심전도상 특이한 소견은 없었으나 혈당은 270으로 측정되었다. 환자는 7년 전부터 당뇨병이 있어 간헐적으로 혈당 강하제를 복용하였다. 혈액 생화학 검사에서 약간의 빈혈 소견 및 신장기능이 저하된 소견을 보였다.

소변검사에서 당과 단백질이 검출되었다. 이 환자는 공복 시 혈당이 높게 측정되어 한약을 투여하면서 인슐린을 동시에 투여하였다.

입원 5일째부터 혈당이 잘 조절되었고 혈압, 맥박도 안정적으로 되었다. 치료를 시작하면서 혈당이 조금 낮아져 인슐린 투여량을 줄이면서 운동을 많이 하도록 했다. 환자도 치료에 대한 의지가 대단해 식사량 제한 및 운동에 적극적으로 협조하여 회복이 빨랐다. 입원 6주경에 혼자 보행이 가능해져 통원치료를 계획하고 퇴원하였다.

이처럼 혈당치가 잘 조절이 되지 않던 환자도 혈당 강하제와 한약을 함께 복용시켰을 경우 혈당치가 더 잘 조절이 되는 경우를 많이 보게 된다.

10. 자고 일어나니 손발이 떨리고 심한 두통(65세, 남)

아침 식사하려고 가족들과 함께 앉아 있는데 옆에 있던 딸아이가 아버지 왜 눈을 떠시냐며 물었어요. 그렇지 않아도 손발이 떨리고 머리가 두통이 자주 온다고 했더니 동서한방병원에 가서 검사해 보라고 하여 중풍 검진을 받았더니 중풍 전조증이라고 했어요. 나이 60세에 중풍이 걸리면 어떻게 하느냐며 겁이 덜컹 났어요. 중풍으로 50년을 치료해 오신 박상동 박사는 침을 맞고 내가 주는 약을 먹으면 곧 증세가 없어질 것이라고 했어요. 그 약은 동서한방병원에서 특별히 제조한 '동서거풍환'이라고 했어요. 이 거풍환은 심맥관계 질환을 일으키는 콜레스테롤과 중성지방의 수치를 낮게 해 주며 면역기능을 향상해 주는 것이라고 했어요.

박사님의 권유에 따라 한 달가량 복용했더니 그 증세는 사라지고 3년이 지났는데도 괜찮아요. 그런 좋은 약도 있네요.

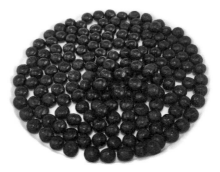

동서거풍환

뇌의 기능과 식품

Nutritious Foods for the Smart Brain

1 뇌의 기능은
영양소가 좌우한다

1

뇌와 음식물

뇌는 식품 영양소로 만든 엔진이다

사람의 마음은 대단히 델리케이트微妙한 것으로서 하찮은 일에도 아 주 잘 변한다. 마음은 뇌라고 하는 장기臟器의 활동에 의해 생겨난 다. 뇌의 활동은 우리들이 무엇을 얼마만큼 먹고, 마시고, 어떻게 먹 느냐에 따라 크게 좌우된다. 즉 뇌는 우리들이 먹는 식품에 의해 생 겨나며 커지는 것이다.

우리들이 먹은 음식물은 소화되어 영양소가 된다. 그것이 위장에서 효소라고 하는 특별한 단백질에 의해 더 작은 영양소로 분해되고 장 에서 흡수되어 혈액으로 녹아 들어간다. 뇌 속으로 들어간 영양소는 뇌를 만드는 재료가 된다. 뇌는 약 1,200g 정도의 크기로서 그 속에는 약 1,000억 개의 뉴런이라고 하는 신경세포가 들어있다. 신경세포와 신경세포 사이에는 시냅스synapse라는 신경세포의 자극 전달부가 있 으며, 그 시냅스를 통해 신경전달물질이 정보를 주고 받는다. 이와 같 은 정보의 교환으로 우리 인간의 마음이 생겨나게 된다. 신경세포를 만들거나 신경전달물질을 만드는 것 모두 음식물에서 나온 물질이다.

사람들이 무엇인가를 생각하고, 즐거워하고 슬퍼하고, 괴롭고 아플 때, 뇌 속의 신경전달물질은 신경 네트워크를 따라 돌아다니게 된다.

사람들의 원기vitality의 강약은 뇌의 흥분에 비례하게 된다. 뇌를 흥분시키는 대표적인 전달물질은 노르아드레날린noradrenalin이나 도파민dopamine이라는 호르몬이다. 그러나 이들 전달물질이 과도하게 방출되면 뇌, 특히 그중에서도 뇌의 표면에 있으면서 생각이나 예측을 관장하는 대뇌 신피질이 과대하게 흥분하여 안절부절 못하며 침착성을 잃게 된다.

이에 반해, 가바GABA라고 하는 감마아미노낙산은 흥분을 억제시키는 대표적인 물질이다. 이 물질은 아미노산을 원료로 만들어진다.

음식물은 뇌의 신경세포와 신경전달물질을 만드는 원료이기 때문에 인간의 심리와 직접 연관되는 물질이다.

우리들의 신체와 뇌는 날마다 먹는 음식물에 들어 있는 본래의 영양소에서 만들어진다. 사람의 체중이 70kg이라 할 때 수분이 35kg이고, 나머지 35kg은 뇌와 장기, 근육 등 형체를 갖출 수 있는 세포와 뼈의 무게가 된다.

우리들이 무엇을 먹어야 하는 것은 너무나 중요한 과제다.

식품의 성분을 영양소라 한다. 주된 기본 영양소는 단백질, 지방, 당류의 세 가지로서 이것을 3대 영양소라 한다. 그리고 인체 지질의 95%는 지방이기 때문에 지질을 흔히 지방이라 하는 경우가 많다. 그러나 이 세 가지만으로는 뇌와 신체의 건강을 유지할 수 없다. 다른 여러 가지 영양소를 섭취하지 않으면 안 된다.

식품은 동물이나 식물에서 얻어지는 영양소로 만들어진다. 이 영양소가 효소의 역할로 사람에게 필요한 것으로 변형되어 우리의 몸을 만든다. 이처럼 인체 내에서 일어나는 화학 반응으로 식품 분자의 모습이 변하는 것을 대사(代謝: —metabolism)라 한다.

효소는 생체에서 일어나는 모든 화학 반응의 스피드를 극단적으로 높이는 촉매의 역할을 하는 단백질로 이루어진 물질이다. 효소가 없으면 대사가 진행되지 않으며 에너지도 얻을 수 없어 생물의 목숨은 유지될 수 없다. 그리고 이 효소의 역할을 돕는 것이 비타민이나 미네랄이라고 하는 미량 영양소微量營養素다.

따라서 비타민 없이는 인간은 삶을 유지해 나갈 수 없다. 그러나 비타민은 인체에서는 만들 수 없는 물질이다. 따라서 비타민은 식품에서 얻을 수밖에 도리가 없다. 지금까지 13종류의 비타민이 알려져 있다. 비타민은 뇌 속의 전달물질을 만드는 데도 빼놓을 수 없는 물질이다.

미네랄은 인체의 4%를 이루고 있다. 그 대표적안 것이 칼슘, 마그네슘, 인, 나트륨, 칼륨, 철, 아연, 셀렌, 망간, 동구리 등이다.

사람의 피와 살, 에너지원이 되는 것이 3대 영양소이고, 이 영양소를 인체가 유용하게 활용할 수 있게 하는 데 빼놓을 수 없는 부영양소副營養素가 비타민과 미네랄이다. 이것들이 인체가 필요로 하는 5대 영양소다.

식이섬유dietary fiber도 중요하다. 식이섬유는 음식으로 먹어도 몸속을 지나 빠져나가 버린다. 이것으로 6대 영양소가 모두 갖춰졌다. 이 6대 영양소를 균형 있게 섭취하면 건강 유지에 별문제가 없다.

2
뇌와 영양소

뇌를 회전시키는 에너지도 식품이다

뇌의 에너지 소비량은 체중의 20%를 차지한다.

만일 뇌 속에 포도당이 충분하게 있지 않으면 신경세포는 살아가거나 성장하여 시냅스를 형성하는 일들을 할 수 없게 된다. 포도당이 부족하면 기억하는 것도 나빠지고, 기분이 나지 않아 의기소침하게 된다.

그러나 지나치게 뇌의 포도당 비율을 끌어올리려고 노르아드레날린noradrenalin을 대량으로 방출하면 사람이 분노하는 성격으로 변한다.

뇌가 원활한 활동을 계속해 나가려면 혈중 포도당의 수치가 적당한 범위 내에서 유지되어야 한다. 혈중 포도당이 많아도, 또는 적어도 안 된다. 포도당이 뇌에 알맞은 양으로 들어 있으면 기억력, 주의력, 인지 능력이 좋아져 차분하고 안정된 기분이 된다.

생화학 및 뇌과학이 급진적으로 발전하면서 영양소는 인간의 뇌 속에서 어떻게 이용되어 뇌신경세포를 만들고, 또 그것을 성장시키는가 하는 것 등 이분자의 차원에서 점차 밝혀지고 있다. 이것이 '뇌의 분자영양학'分子營養學이다. 이 분자영양학의 발달은 영양소의 극히 적은 부족이 신체에 뚜렷한 증상을 야기시키지 않으나 뇌에는 나쁜 영향을 끼친다는 것을 밝혀냈다. 또한, 부족되기 쉬운 영양소들은 고지방식이나 고도로 가공한 식품, 특히 패스트푸드를 즐겨 먹는 관행에서 비롯되고 있다는 잘못된 식습관을 밝혀냈다.

中
風

3
포도당의 역할

식품은 뇌를 만드는 건축 자재다

사람이 움직이는 것은, 식품에서 얻는 포도당glucose을 세포가 산소와 결합시켜 연소시키는 것에 의해 효율적인 에너지로써 이용하기 때문이다.

혈액은 포도당과 산소를 신체 조직 속의 세포에 전달하는 중요한 역할을 하고 있다. 사람들이 1분간 12~15회의 호흡을 하는 것은 산소를 흡수하기 위한 것이고, 포도당을 산소로 연소시켜 얻어지는 에너지 덕분에 웃고 울며, 걷고 뛰고 있는 것이다.

식사를 통해 안정적으로 포도당을 공급받는다는 것은 사활 문제 그 자체에 속한다. 그리고 몸속에 흐르는 혈액 속의 포도당의 레벨양은, 인슐린이라는 췌장에서 분비되는 호르몬에 의해 항상 일정한 수준으로 유지된다.

4
산소와 포도당의 해독

포도당은 뇌에게는 빼놓을 수 없는 물질이지만 때로는 독이 되는 경우가 있다. 또한, 뇌는 인체의 중요한 일부이면서도 매우 특수한 장기이기도 하다. 우리의 몸은 단백질, 지질, 당류 어느 것이건 에너지원으로 이용할 수 있지만, 뇌의 에너지원은 오로지 포도당뿐이다. 대량의 포도당이 뇌 속에 있으면 좋을 것 같지만 너무 많아도 문제가 된다.

혈당치가 지나치게 높아지면 포도당이 모세혈관 속에서 덩어리로 분리(析出) 된다. 그 결과 모세혈관이 막히게 되고 더 이상 앞쪽으로는 혈액이 흐르지 못하게 되어 뇌경색으로 진전된다. 뇌경색이 생기면 산소도 포도당도 공급받지 못하기 때문에 뇌세포는 사망하게 되는 것이다.

혈당치가 높아지지 않도록 하기 위해 췌장에서 인슐린을 방출하여 억제 기능을 발동하고 있다. 그러나 만일 혈당치가 급격하게 상승하면 대량의 인슐린 방출은 어쩔 수 없어 이번에는 저혈당증을 초래시

킨다. 이처럼 체내의 포도당 문제는 조절 면에서 그다지 쉬운 일이
아니다.

사람은 산소가 없으면 단 몇 분 동안이라도 살 수 없다. 이와 같은
산소이지만 때로는 독이 된다. 이 유독한 산소를 활성산소, 즉 산소
의 프리래디컬(Free Radical: 遊離基)이라 부른다. 활성산소의 발생 요인
은 전자파, 공기 오염, 담배의 흡연 등이지만 체내에서도 많이 만들어
지고 있다.

활성산소는 뇌의 신경세포도 공격한다. 활성산소의 공격에 의해 신
경세포의 줄거리에서 뻗어난 수많은 가지들인 동시에 시냅스를 형성
하는 수지상돌기가 수축하게 된다. 그 결과 모처럼 만들어진 시냅스
가 소멸한다. 시냅스가 없어지면 뇌의 정보 체계가 제대로 가동되지
못한다. 시냅스에 저장된 기억이 지워진다. 그뿐만 아니라 시냅스가
없어지면 신경세포도 약체화되어 결국 사멸하게 된다.

오래 살면 살수록 뇌의 신경세포가 사멸되는 병에 걸리거나, 유전
자의 손상으로 세포가 암이 되기 쉬워지는 것은 세포 내에서 만들어
지는 활성산소가 계속 증가하기 때문이다.

中
風

5

스트레스와 활성산소

스트레스의 증상을 완화시키거나 개선하는 영양소가 있다.

칼슘이나 마그네슘은 뼈나 치아를 만들 뿐만 아니라 신경의 흥분을 진정시키는 역할을 하기 때문에 스트레스의 해소를 위해 적극 섭취해야 한다.

사람이 스트레스를 받으면 활성산소를 발생시키게 된다. 스트레스에 의해 발생한 활성산소는 위胃점막 세포에 손상을 입혀 궤양을 일으킨다. 그런데 이 활성산소를 제거시키는 효소가 있다. SODsuper oxide dismutaze, 글루타티온 하르옥시다이즈glutathion peroxidize, 카탈라제katalaze 등은 활성산소를 제거시키는 역할을 한다.

육체적으로 받게 되는 물리적 스트레스와 심적으로 받는 심리적 스트레스가 있는데 심리 또 물리적 스트레스 모두 활성산소를 발생시키게 된다.

6

뇌의 활성화와 안정

마음을 가라앉게 하려면 GIglycemic index치가 낮은 식품 재료를 써서 포도당 수준을 안정적으로 유지하도록 하고, 칼슘이 많이 함유되어 있는 식사를 함으로써 세로토닌serotonin으로 신경을 안정시키고, 노르아드레날린으로 신경을 억제하는 것이 좋다.

두부에는 필수아미노산, 돼지고기는 비타민B1, 고추는 캡사이신capsaicin, 긴파는 유화알릴allyl을 함유하고 있다.

소고기는 티로신tyrosine과 비타민 B_1 달걀에는 아세틸코린이 있다. 여기에 파와 두부를 곁들여 전골을 만들면 필수아미노산과 유화알릴이 추가된다.

호박, 당근, 오쿠라okra, 브록코리broccoli, 토마토로 만든 샐러드에는 비타민 B_2, 비타민 B, 칼로틴, 리코펜의 성분이 있다.

의욕을 분출하게 하려면 뇌에 에너지와 흥분성 전달물질의 원료를 공급해야 한다. 비타민 B군은 전분을 에너지로 바꾸고, 티로신tyrosin

이 흥분성 전달물질을 만든다. 그리고 아연학유이 세포 분열 및 재생을 촉진하기 때문에 기운을 돋우게 한다. 티로신이 많이 함유된 식품은 닭, 소, 양의 고기, 죽순, 가다랑어포 등이다. 그리고 아연은 감, 어패류魚貝類, 간, 아몬드 등에 많으며, 비타민 B군은 돼지고기, 가다랑어, 호두, 파인애플 등에 많다.

부추 달걀말이에는 유화아릴 및 비타만 B$_1$과 아세틸코린이 들어 있다. 돼지고기, 죽순에 긴 파를 넣어 볶은 것에는 비타민 B$_1$ 유화아릴 티토신이 함유되어 있다.

7

비타민과 미네랄

① 비타민과 미네랄은 효소를 돕는다. 신경세포의 내부에서 유전자를 복제하여 새로운 신경세포를 탄생시키며, 포도당에서 에너지를 얻어내는 것들은 모두 화학 반응에 의한 것이다. 이 화학반응을 진행시키는 주역이 효소다. 그런데 효소는 비타민과 미네랄이 있어야 비로소 실력을 발휘해 자기의 역할을 할 수 있다.

예를 들면 아연은 여러 많은 효소에 없어서는 안 될 존재인데, 아연을 필요로 하는 효소가 관여하고 있는 역할은 단백질의 합성, DNA 복제, 세포의 분열 및 증식 등 생명의 기초가 되는 현상이다. 따라서 아연이 부족하게 되면, 정력 감퇴가 일어나고, 상처도 낫지 않는다. 그리고 혀에서 맛을 느끼는 기관인 미뢰味蕾의 성장이 더디게 되고 음식 맛에 둔감해져서 즐거움의 많은 부분을 잃어버리게 된다.

② 비타민과 미네랄은 전달물질의 생산에 관여한다. 따라서 비타민과 미네랄의 섭취량이 변하면 뇌의 전달물질의 수치도 변하게 된다. 예를 들면 나이아신niacin이라는 비타민의 섭취량이 부족하면 기분이 나지 않고 우울해진다. 왜냐하면 부족되는 나이아신은 뇌의 트립토판trytophane에서 만들어지는 것이지만, 그 효율이 지극히 나쁘다. 예를 들면 60㎎의 트립토판에서 1㎎의 나이아신이 만들어질 뿐이어서 뇌의 트립토판이 모자라게 된다. 트립토판의 부족은 기분을 돋워 주는 전달물질의 세로토닌 수치를 저하시켜 낙담하거나 우울 상태에 빠지게 한다.

③ 비타민은 항산화물질로서 셀렌 등의 미네랄과 협력하여 뇌의 신경세포에서 끊임없이 발생하는 맹독성 활성산소를 분해하여 독성을 없애 주는 기능을 한다.

8

뇌는 늘 변한다

뇌는 변화를 계속하는 동적인 장기다

뇌졸중, 알츠하이머병, 파킨슨병, 알코올중독으로 세포가 파괴되면 뇌는 자력으로 재생할 수 없다고 생각할 수 있을 것이다. 이 모든 것들이 예전의 뇌과학자들이 믿고 있었던 상식이었으나, 현재는 잘못이라는 것이 판명되었다. 어린이뿐만 아니라, 성인에게도 적절한 영양소가 충분하게 공급되고 학습으로 뇌를 훈련시키면 신경세포는 새로 탄생될 뿐만 아니라 새로 생겨난 신경세포는 사멸한 신경세포가 담당하고 있던 역할을 수행할 수 있다는 것이 확인되고 있다.

새로운 사실을 배우게 되면 신경세포와 신경세포 사이의 시냅스를 통해 전달물질이 흐르게 된다. 이 과정에서 정보가 전달되고 시냅스의 결합이 이루어지게 된다. 이것을 계속 반복하면 최초에 학습할 때보다 전달물질의 흐름이 원활하게 된다. 이것을 '시냅스의 증강'이라 부른다. 요는 신경세포와 신경세포의 사이가 학습 이전보다 훨씬 가까워지고 따라서 전달물질의 흐름이 활발해진다. 즉 학습에 의해 뇌의 구조 그 자체가 시시각각 변해가는 것이다. 예전에는 뇌라는 것이 정적인 것으로 인식되어 있었으나 지금은 '끊임없이 변화를 지속하는 동적인 장기'라는 것을 알게 되었다.

그리고 뇌가 좋고 나쁜 것은 유전자에 의해 결정지어지는 것으로 잘못 생각하는 사람이 많다. 분명 유전자는 두뇌의 역할에 영향을 미치는 것은 사실이지만, 두뇌의 성능인 지능이 유전자만으로 정해지는 것은 아니다. 두뇌의 성능은 어떤 영양소를 공급하는가 그리고 머리를 어떻게 사용하는가에 달려 있다.

뇌는 식사에 의해 만들어지는 것이다. 영리한 뇌를 만들기 위해 어떤 식사를 필요로 하는가를 알려고 한다면 뇌의 영양학을 알아야 할 것이다.

9
뇌의 에너지원

우리가 먹은 음식은 뇌를 만들고 뇌를 활동하게 한다. 뇌가 음식물을 이용할 수 있도록 하려면 몇 단계를 거쳐야 한다.

우선 음식물의 단백질, 지방, 당류가 효소에 의해 아미노산, 지방신, 포도당으로 분해되어 장에서 흡수되어 혈액 속에 들어간다. 먹은 고기는 위장에서 펩신pepsin이라는 효소에 의해 작은 단백질인 펩톤peptone으로 분해된다. 펩톤은 소장으로 보내져 트립신trypsin이라는 효소에 의해 단백질의 최소 단위인 아미노산으로 분해된다. 이 아미노산은 장에서 흡수되어 혈액 속에 들어간다. 그 후 혈액의 흐름에 따라 아미노산은 뇌로 보내지게 된다.

아미노산은 뇌에서 몇 단계의 화학 반응을 거쳐 전달물질로 모습을 바꾼다. 이 전달물질은 신경 네트워크를 돌아다니며 사람의 마음이 발생하도록 한다. 아미노산의 역할은 이것에 그치지 않고 신경세포나 글리어glia라는 신경 교세포膠細胞를 만드는 자료로 사용된다.

다음으로 지방의 분해를 전문적으로 담당하는 효소는 십이지장에 있는 리파제lipase다. 그것은 원래 지방으로서 물에 녹지 않기 때문에 효소가 제대로 역할을 할 수 없는 것이다. 그래서 음식이 위에 들어오는 때에 맞춰 담낭에서 담즙이 방출된다.

담즙에는 콜레스테롤의 분해로 생긴 담즙산염이 함유되어 있다. 담즙산염은 마치 비누처럼 지방을 에워싸 버린다. 그리하여 지방이 물에 용해되어 장에서 흡수하게 한다. 그 후 혈액으로 뇌에 보내진 지방산은 신경세포나 글리어 세포를 구성하는 막膜의 성분이 되는 것이다.

끝으로 밥을 먹으면 타액 속에 대량으로 포함되어 있는 아미라제amylase라는 효소가 밥과 감자의 성분인 전분을 맥아당麥芽糖으로 분해한다. 맥아당은 포도당이 2개 맞붙어 만들어진 2당류이다. 그러나 입속에서의 당류의 분해는 2당류까지만 진행된다. 또한, 자당庶糖이나 유당乳糖 등의 2당류도 입에서 분해되지 않는다.

씹어 삼킨 밥은 위에 도달해서도 분해가 진행되지 않는다. 아미라제는 산성이 강한 위 속에서는 역할을 하지 못하지만 소장에서는 활약하게 된다.

결국 모든 2당류는 소장에 도달하지만 소장에서 흡수될 수 있는 것은 단당류뿐이다. 그 2당류를 절단하여 단당류로 만드는 것은 말타제maltase, 수크라제sucrase, 락타제lactase 등의 강력한 효소들이다. 말타제는 맥아당을 2개의 포도당으로, 수크라제는 자당을 포도당과 과당果糖으로, 락타제는 유당을 포도당과 갈락토스galatose로 분해한다.

이들 단당류는 장에서 흡수된 후 간장으로 들어가 그곳에서 포도당으로 변환되어 일부는 클리코겐으로 저장되고 나머지의 대부분은 혈색 속으로 들어가 뇌를 포함한 온몸을 돌게 된다. 이 포도당은 신체의 각 부위의 세포에서 산소와 결합하여 연소함으로써 그 에너지가 ATP(adenosine triphosphate: 아데노신3인산)의 형태로 추출되어 저장된다. 그런데 저장된 ATP는 어떤 역할을 하는 것일까.

생체에서는 다음과 같은 것이 일어나고 있다. 근육을 움직이고, 영양소를 다른 영양소로 변환시키고, 약이나 독성을 화학 반응으로 분해시키고, 유전자의 본체인 DNAdeoxyribo nucleic acid를 합성하고, 새로운 세포를 만들고, 뇌에서는 신경세포에 전기를 발생시키고 있다. 이와 같은 모든 일은 에너지를 필요로 하는 것으로서 그 대가는 모두 ATP에서 지출하고 있다. 생체에서 ATP는 에너지의 통화通貨와 같은 존재다.

10
효소와 비타민 그리고 미네랄

영양소를 분해하여 ATP를 얻어내려면 여러 단계를 거쳐야 하는데 그 모든 것이 화학 반응으로 이루어지게 된다. 화학 반응이라면 시험관에서 가열하는 것을 연상하기 쉬우나 인체에서는 섭씨 37도라는 느긋한 온도의 조건에서 일어나고 있다. 그것은 효소라는 특별한 단백질이 생체에서 화학 반응을 촉진시키는 촉매로서의 역할을 해 주는 덕분이다.

화학 반응은 통상 천천히 진행되는 것이지만 그 반응 속도를 100만 배 또는 1조 배까지 엄청나게 빠르게 촉진시키는 역할을 촉매가 담당한다. 이 효소를 생체 촉매라 한다. 체내에 섭취된 영양소를 보다 더 작은 영양소로 분해하는 것도 효소이고 그것을 다시 인체에 적합한 것으로 변환시키는 것도 효소다.

생체에서는 음식에서 에너지를 빼내는 것 이외에도 많은 화학 반응이 일어나고 있다. 예를 들면 DNA 폴리머라이즈polymerize라는 효소는 매초 1천 개의 염기를 연결하여 DNA를 연장하고 있다. 이와 같은 효소가 생체에 약 4천 개나 있다. 어느 것이 결핍된다면 세포의 활약은 정체되고 만다.

2 성장에 필요한 영양소

1
비타민의 13종류

3대 영양소는 동물의 성장에 필요하다는 사실이 이미 19세기부터 잘 알려져 있었다. 그러나 당시에는 비타민이라는 이름조차 없었고, 그것들이 생체에서 중요한 역할을 하고 있다는 것을 알게 된 것도 1906년 네델란드의 의사 크리스찬 아이구맨의 식품 속에 신경증을 치료하는 인자기 있다는 것을 발표한 후부터다. 그것이 계기가 되어 본격적인 비타민 연구가 시작되었다.

같은 해에 비타민 C, 1937년에는 비타민 A, 1948년에는 비타민 B_{12} 순수한 물질로 분리되었다. 1906년 아이구맨이 식품에 신경증을 치료할 수 있는 인자가 있다고 제창한 이후 불과 42년 동안에 모든 비타민이 발견된 것이다.

사실 대부분의 비타민은 식물에 함유되어 있다. 그러나 어떤 식물에도 들어 있지 않는 비타민이 단 하나 있는데, '비타민 B_{12}'가 그것이다. 비타민 B_{12}는 동물의 몸속에서만 만들어지는 것이기 때문에 우리들은 고기나 생선을 먹어야 한다.

비타민을 특성에 따라 분류하면 기름에 녹기 쉬운 '지용성脂溶性 비타민'과 물에 잘 녹는 '수용성 비타민'의 2개 그룹으로 분류된다.

명칭 분류	비타민의 명칭	
지용성 비타민	비타민 A, D, E, K	4개
수용성 비타민	비타민 B군	1. B$_1$(티아민: thiamine) 2. B$_2$(리보훌라빈: riboflavin) 3. B$_6$(피리독신: pyridoxine) 4. B$_{12}$(시아노코발아민: cyanoclobalamin) 5. 나이아신(niacin; nicotinic acid, nocotinamid) 6. 판토텐산(pantothenic acid) 7. 엽산(葉酸 folicacid) 8. 비오틴(biotin) 8개
	비타민 C	1개

2

칼슘의 역할

생체에 가장 많은 미네랄은 칼슘이며 체중의 약 1.8%에 해당한다. 칼슘은 금속이지만 인체에서는 금속으로 존재하는 것이 아니라 인과 결합하여 결정結晶을 이루고 있다

혈액 속에 용해되어 있는 칼슘은 ① 효소의 활성화 ② 근육 수축 ③ 뇌의 전달물질 방출 ④ 심장 고동의 조절 ⑤ 혈액 응고 등의 큰 역할을 수행하고 있다. 칼슘은 가장 중요한 미네랄이다.

만일 칼슘이 부족하게 되면 감정을 컨트롤할 수 없게 되어 지나치게 흥분하고, 신경이 예민해지거나 불안해져 정신 활동이 비정상적인 상태에 빠지게 된다. 침착하게 공부하고 일을 하며, 인간관계를 원만하게 유지하려면 칼슘을 충분하게 섭취해야 한다.

칼슘은 ① 우유 ② 치즈 ③ 달걀 ④ 정어리 조개 ⑤ 바지락 ⑥ 다시마 ⑦ 미역 ⑧ 김 등에 많이 함유되어 있다.

3
당뇨병에는 크롬

크롬의 섭취가 부족하면 뇌의 회전이 둔해져 기억력이 저하된다. 고혈당은 뇌에 악영향을 끼치는 데 크롬은 혈당치를 조절하는 역할을 한다.

크롬은 인슐린과 협력하여 혈액 속의 포도당을 세포에 집어 넣는 역할을 하기 때문에 혈당치를 컨트롤하는 기능을 수행한다.

실제로 크롬이 결핍되어 있는 사람은 고혈당, 저혈당증, 고중성지방이 되기 쉽다. 미국에서는 비만이나 당뇨병 치료에 크롬을 이용하고 있다. 당뇨병 치료를 위해 하루 100마이크로그램을 권장하고 있다.

미국에서의 연구에 따르면 포도당의 대사가 혼란한 상태의 우울증 환자는 포도당에 과잉 반응하기 쉽다는 것과 크롬이 다소 부족되고 있는 경우가 많다는 것을 밝혀냈다. 우울증 환자는 침체되어 있는 기분을 돋우기 위해 설탕을 과다하게 섭취하는 것이 원인인데, 설탕은 몸속에 있는 크롬의 배설을 촉진시키기 때문에 설탕이 우울증을 다시 진행시키게 된다.

크롬은 포도당의 대사를 바르게 진행시키기 위한 필수적인 미네랄이다. 크롬이 풍부하게 함유된 식품은 효모, 간, 감자, 밀 배아, 피망, 사과 등이다.

4
뇌와 지방

뇌는 사람의 장기 중에서 제일 기름진 장기이다. 수분을 제의한 뇌 무게의 2분의 1은 지질지방이다. 지질이라 함은 지방, 기름, 그리고 콜레스테롤cholesterol 3가지를 지칭하는 동시에 기름지다는 것이 특징이다. 지방이나 기름은 화학적으로는 글리세린에 3개의 지방산이 결합되어 있는 트리글리세리드triglyceride로 분류되는 물질로서 이것을 중성지방이라고도 한다. 트리글리세리드라는 지방과 기름이 실내 온도에서 고체로 되어 있는 것을 '지방脂肪'이라 하고, 액체로 되어 있는 것을 '기름油'라 한다.

콜레스테롤은 화학적으로 스데로이드로 분류되는 물질로서 트리글리세리드와는 다른 것이지만 기름끼가 많아 지질로 간주되고 있다. 인체 지질의 95%는 지방이다. 그래서 지질을 지방으로 표현하는 일이 흔하다.

뇌에서 지방의 역할은 신경세포나 글리아(glia: 신경膠) 세포의 그릇容器인 막膜을 만드는 것이다. 또 하나의 역할은 신경세포의 기다란 축색axon을 특별하게 두터운 막으로 에워싸는 일이다. 이것을 미엘린 myelin 초鞘라 하며, 그 지방량은 85%나 된다.

물론 지방은 뇌에만 존재하는 것이 아니라 인체의 모든 곳에서 세포막을 형성하는 기본 요소의 역할을 한다. 미토콘드리아mitochondria 막이 없으면 산소를 사용하여 영양소에서 효과적으로 에너지를 만들어 낼 수 없기 때문에 인간은 살 수 없게 된다.

콜레스테롤은 막의 내부를 만드는 데 없어서는 안 될 성분일 뿐만 아니라 테스토스테론testosterone이라는 남성호르몬과 여성호르몬인 에스트로겐estrogen, 코르티솔cortisoi 등의 중요한 호르몬의 생산에 필수적인 물질이다.

지방을 해악한 것으로 취급하는 것은 커다란 잘못이다. 지방은 인간의 생존에 없어서는 안 될 물질이다.

中
風

5
아세틸콜린의 보충

오래전부터 미국에서 두부가 붐을 일으키고 있으며 슈퍼에 없는 곳이 없다. 또한, 콩 레시틴(소야: soya 레시틴)은 고가인데도 적극 섭취하고 있다. 한 가지 잘못 인식되고 있는 것이 있다. 많은 사람이 훌륭한 레시틴의 공급원인 달걀이 콜레스테롤 수치를 높인다는 두려움 때문에 기피하는 경향이 있다. 또한, 노란자위를 버리고 흰자위만 먹는 사람도 있다.

콜레스테롤이 두려워 달걀을 먹지 않는다는 것은 커다란 손해일 뿐이다. 달걀에는 개당 300㎎의 콜레스테롤이 있다는 것은 사실이다. 그러나 매일 달걀 한 개씩 먹는다 해도 콜레스테롤 수치가 전혀 올라가지 않는다.

체내에서 생산된 콜레스테롤의 양은 음식으로 섭취하는 콜레스테롤의 양이 늘어나면 감소하게 되고 일정하게 유지되도록 잘 조절되기 때문이다.

만일 하루에 2~3개의 달걀을 먹는다 해도 콜레스테롤 수치는 올라가지 않는다.

달걀은 아세틸콜린이라는 기억 물질의 중요한 공급원이다. 달걀 요리에는 양파, 마늘, 파, 부추를 넣어 이들 채소에 함유된 유화硫化 아릴aryl이라는 물질이 달걀에 있는 비타민 B_1의 흡수율을 높이고, 빵이나 밥에서 얻게 되는 당류를 에너지로 바꾸는데 효율적으로 작용한다. 달걀에서 얻어지는 아세틸콜린은 기억력을 강화시키고 비타민 B_1은 뇌에서 포도당을 ATP로 변환시키는데 효율적으로 작용하는 것으로서 뇌의 활성화에 더 없이 좋은 물질이다.

콩으로 만든 식품은 어느 것이든 훌륭한 레시틴의 공급원이 된다. 특별히 권장할 것으로는 청국장과 풋콩이다. 독특한 냄새와 끈적끈적하기 때문에 기피하는 식품이지만, 냄새를 없애는 연구와 맛을 좋게 하는 방법으로 매일 먹을 수 있게 하면 대단히 좋을 것이다. 청국장 요리에는 고추, 파, 매실장아찌, 무채를 넣고 달걀, 김, 가다랑어를 넣으면 냄새를 없애고 맛도 좋아진다. 무채, 파, 고추는 착 달라붙는 신맛으로 뇌를 상쾌하게 해주고 식욕을 돋워 준다. 매실에 들어 있는 구연산은 그 신맛으로 뇌를 자극하여 식욕뿐만 아니라 유산의 분해를 도와 피로를 풀어 준다.

6

고혈당을 일으키는 식품

현대인에게는 혈당치를 불안하게 하는 식품이 가는 곳마다 널려 있다. 이와 같은 현상은 불과 50년 이내에 생긴 일이다. 기원전에 살던 사람들도 꽤 많은 양의 당류를 섭취하고 있었다. 그들의 당류 섭취량과 총 에너지 섭취량의 비율은 4:6으로서 현대인과 거의 비슷하다.

수치나 비율은 그렇다 해도 결정적인 차이가 있다. 그것은 당류의 종류이다. 옛사람들은 밤, 콩, 야생 감자, 야채, 과일 등에서 정제되지 않은 다당류를 섭취했다. 정제되지 않은 다당류는 분해하는 데 시간이 걸린다. 말하자면 소화가 잘 안 되는 것이다. 소화가 더디다는 것은 다행이어서 혈당치는 천천히 올라가고 적당한 양의 포도당이 시간을 두고 뇌로 공급되는 것이다.

한편 현대인은 정제된 흰 가루로 만든 밀가루 빵, 콜라, 커피, 과자, 케이크 등에 함유되어 있는 설탕에서 당류를 섭취하고 있다. 말하자면 소화가 잘되는 식품들이다. 이것이 식후에 혈당치가 급상승하는 불행이 되고 있다. 포도당의 안정적 공급을 필요로 하는 뇌에 좋지 않은 결과로 귀착된다.

7

혈당을 높이는 속도

혈당치를 빨리 올리는 식품과 혈당치를 천천히 올리는 식품이 있다. 단당류의 포도당이나 과당, 2당류의 설탕이나 맥아당은 혈당치를 신속하게 높이고, 포도당이 길게 연결되어 있는 전분은 혈당치를 천천히 올린다는 현상과 같이 단순한 것만은 아니다.

놀랍게도 단당류인 과당은 2당류의 설탕이나 다당류의 파스타pasta나 빵보다도 혈당치를 올리는 데 훨씬 더 시간이 걸린다. 그래서 어떤 식품을 사람이 먹었을 때 혈당치가 얼마만큼 빨리 올라가는가 하는 것을 측정하는 연구가 있었다.

그 연구에 의하면 소면素麵, 우동, 떡, 감자는 설탕보다 신속하게 혈당치를 높인다. 그리고 정제된 흰 빵과 쌀밥은 아이스크림보다도 빠르게 혈당치를 높인다는 것이 판명되었다.

이때의 스피드를 수치화한 것이 글리세믹 인덱스Glycemic Index이다. 여러 식품의 GI는 포도당을 기준 100으로 하여 표시하고 있다.

먹은 후 곧 바로 혈당치를 올리는 식품을 '고GI 식품'이라 하고, 그 대표적인 것이 우동, 떡, 정제 밀가루 빵, 쌀밥, 감자튀김 등이다. 이들 식품은 설탕보다 빠르게 혈당치를 높인다.

예전에는 설탕이 무엇보다 빨리 혈당치를 높이는 식품이고 소면^{국수}이나 우동에 함유되어 있는 전분은 천천히 분해되는 것으로 생각해 왔으나, 실제로 측정한 결과는 그렇지 않다는 것이 판명되었다.

고도로 정제된 밀가루로 만든 우동, 빵, 흰쌀로 만든 떡, 쌀밥에 들어 있는 전분은 장내에 있는 효소가 포도당으로 분해하는 시간이 극단적으로 빠르다. 정제되지 않았을 때는 섬유질과 같은 불순물이 효소에 의한 고속 분해 과정에서 전분을 보호하게 된다. 그러나 정제가 잘되어 섬유질 같은 불순물이 없어지면 화학적으로 순수한 전분 그 자체가 되어 있기 때문이다.

고GI 식품을 먹으면 혈당치가 급격하게 올라간다. 이것을 억제하기 위해 인슐린이 대량으로 방출되어 혈당치가 급하강한다. 그러나 혈당치가 너무 많이 내려 저혈당이 되는 경우가 있다. 저혈당은 긴급 사태이기 때문에 인체는 혈당치를 올리려고 아드레날린과 노르아드레날린을 대량으로 방출해야 한다. 그래서 또 다시 인슐린이 대량으로 방출되는 식으로 진행되어 혈당치는 좀처럼 안정되지 않는다. 아드레날린은 성격을 사납게 하고 노르아드레날린은 뇌를 흥분시켜 침착하고 안정된 기분이 유지되지 않는다.

이것을 비슷한 예로 설명하면 부자가 되었다고 생각하자마자 바로 가난하게 되는 격으로 평온한 마음이 생기지 않는 것이다.

이와 반대로 음식을 먹었으나 혈당치가 천천히 올라가는 식품을 '저GI 식품'이라 한다. 그 대표적인 것은 채소, 버섯, 해조류, 콩, 고기, 어패류, 현미밥 등이다.

말하자면 저GI 식품은 혈당치를 천천히 올리는 슬로우 푸드slow food라고 할 수 있다. 저GI 식품을 먹으면 혈당치가 적당히 상승하여 고정되기 때문에 적정량의 인슐린이 방출되고 혈당치의 급격한 저하는 일어나지 않는다. 마음이 안정되는 것은 이것 때문이다.

그리고 혈당치를 올리는 스피드가 중간 정도인 것을 '중GI 식품'이라 한다. 그 대표적인 식품이 망고, 건포도, 파스타, 파인애플, 설탕, 멜론, 통밀빵 등이다.

[고GI 식품 GI 70 이상]

식품명	GI	식품명	GI
1. 정제 밀가루 빵	70	9. 콘후레크	84
2. 흰쌀밥	72	10. 떡	85
3. 수박	72	11. 우동	85
4. 오트밀 시리얼	74	12. 벌꿀	90
5. 도넛	75	13. 짓이긴 감자	90
6. 감자튀김	76	14. 튀긴 감자	95
7. 국수	77	15. 대추 야자씨	103
8. 포도당	100	16. 맥아당	105

[중GI 식품 GI 56~69이상]

식품명	GI	식품명	GI
1. 망고	55	5. 설탕	65
2. 건포도	64	6. 멜론	65
3. 파스타	65	7. 통밀빵	69
4. 파인애플			

[저GI 식품 GI 56이상]

식품명	GI	식품명	GI
1. 버섯, 해조류	15이하	11. 오렌지 주스	46
2. 콩	15	12. 고기, 어패류	40~50
3. 과일	20~30	13. 스파게티	41
4. 과당	23	14. 현미밥	55
5. 요구르트	25	15. 호밀빵(rye: 胡麥)	55
6. 우유	30	16. 메밀국수	54
7. 버터	30	17. 아이스크림	50
8. 달걀	30	18. 키위	52
9. 사과	38	19. 바나나	53
10. 포도	46	20. 고구마	54

8

뇌와 항산화물질

연령, 성별, 건강을 불문하고 사람들이 자기의 뇌를 위해 해야 할 최선의 일은 뇌에 손상을 주는 최대의 적인 활성산소를 신속하게 소멸시키는 항산화물질을 적극적으로 섭취하는 일이다.

활성산소는 뇌 신경세포의 막을 자르고 파괴시켜 수용체에 의한 전달물질의 이동을 방해한다. 전달물질을 받아들이지 못하는 시냅스는 허약해져 결국은 소멸하게 된다. 시냅스가 소멸하면 신경세포도 죽게 된다. 이렇게 되면 신경 네트워크에 저장되어 있는 기억은 없어지게 된다.

알츠하이머병, 파킨슨병, ALS(amyotrophic lateral sclerosis: 근위축성 측색 경화증) 등 신경세포가 죽거나 위축되는 질병은 이와 같은 방식으로 발생한다.

활성산소에 의한 공격은 뇌의 신경세포에 한정되지 않는다. 생체의 모든 세포를 공격하고 손상을 입힌다. 손상을 받은 세포의 기능은 당연히 저하된다. 그 저하되는 정도는 대미지의 깊이에 비례한다. 만일

이 손상이 너무 심각하면 세포는 자살을 선택하게 된다. 활성산소는 유전자의 DNA에게도 손상을 주어 노화 및 질병을 촉진시키고 있다.

이 유독성 활성산소는 우리들이 호흡하는 산소에서 자연적으로 발생하는 것이기 때문에 우리들의 뇌는 활성산소를 피할 도리가 없다. 이와 같은 상황에서 뇌가 활성산소에 의해 멋대로 침해를 받는다면 뇌는 괴멸적 손상을 입게 될 것이 분명하다. 활성산소로부터 뇌를 지키려면 활성산소를 되도록 신속하게 해가 없는 것으로 전환시키는 노력을 다해야 한다. 그 역할을 해줄 수 있는 것이 항산화물잘이다.

활성산소는 뇌의 신경세포, 막, 세포 성분을 산화시켜 뇌에 해독을 입힌다. 그러나 항산화물질은 활성산소가 뇌에 해독을 끼치기 전에 활성산소와 화학 반응을 일으킨다. 이와 같은 반응을 일으켜 항산화물질은 활성산소를 소멸시킨다.

말하자면 항산화물질은 신경세포를 대신하며 활성산소에 의해 산화되는 역할을 한다.

자기를 희생하여 신경세포를 지키는 항산화물질은 '뇌의 천사'라고 말할 수 있는 존재다. 항산화물질의 대표적인 것은 비타민 C, 비타민 E, 카로티노이드carotenoid, 플라보노이드flavonoid 등이다.

9

활성산소와 노화,
알츠하이머 파킨슨병

인체에 들어온 산소 20%를 소비하는 뇌는 연간 약 400g의 활성산
소를 발생시키고 있다. 게다가 뇌에는 산화하기 쉬운 불포화지방산이
라는 영양소가 다른 장기에 비해 월등하게 많이 있다. 또한, 뇌에는
철분도 풍부하다. 이 철분이 촉매가 되어 활성산소를 발생시켜 불포
화지방산의 산화를 촉진시킨다.

특히 신경세포막의 성분은 지방이 50% 이상을 차지하고 있기 때문
에 활성산소에 의한 산화의 좋은 표적이 된다. 산화된 세포막은 고무
gum가 산화되었을 때처럼 굳어지고, 유동성이 없어진다. 따라서 뇌는
정상적인 기능을 발휘하지 못하게 된다. 불행하게도 활성산소의 피해
를 가장 받기 쉬운 뇌는 그 자체가 활성산소를 제일 많이 발생시키고
있다.

또한, 활성산소는 그 발생의 최대 발생 원인 미토콘드리아의 막을 산화시키기 때문에 에너지의 생산 능력을 저하시킨다. 뇌가 에너지 부족에 직면하게 되어, 결과적으로 머리 회전을 둔화시킨다. 그리고 심각한 손상을 입은 신경세포는 스스로 죽음을 택한다. 이것을 애펍토시스apoptosis라 한다. 이와 같은 과정으로 알츠하이머병, 파킨슨병, ALS 등 신경세포가 사망 또는 위축되는 병이 생겨난다.

켄터키대학의 연구진은 알츠하이머병 환자 뇌의 얇은 조직을 현미경으로 관찰하여 지방의 산화에 의해 생긴 물질이 대량으로 축적되어 있다는 보고를 냈다. 그곳에는 강력한 항산화 효소인 카타라제katalage의 활성이 높아져 있었다. 카타라제가 많았던 곳은 지방의 산화가 제일 심했던 장소였다. 뇌는 되도록 항산화물질을 방출시켜 활성산소의 공격으로부터 세포를 지키려고 노력했으나 많은 세포가 죽어 있는 것으로 보아 결국 노력이 수포로 돌아간 것으로 판단했다.

또한, 활성산소는 DNA에 손상을 입힌다. 이 손상을 수선하기 위해 DNA를 수복하는 효소가 발동하기 때문에 즉시 돌연변이가 생기는 것은 아니다. 그러나 DNA를 수복하는 효소가 활성산소의 공격을 받게 되면 곤란하다. 결국 계속되는 공격이 있으면 돌연변이의 발생은 어쩔 수 없고, 이것은 노화나 암의 직접 원인이 되기도 한다.

10
항산화물질과
활성산소의 싸움

항산화물질은 팀을 구성하여 활성산소와 싸움을 벌인다.

예전에는 항산화물질이 각각 독립적으로 활성산소와 싸우는 것으로 생각했었다. 그러나 항산화물질은 팀을 구성해서 활성산소와 싸운다는 것을 알게 되었다. 이것을 '항산화 네트워크'라 한다.

프리래디칼游離基인 활성산소는 다른 1개의 전자를 손에 넣어, 2개로 되어 안정하려고 한다. 그와 같은 활성산소에 1개의 전자를 주는 것이 항산화물질이다. 이와 같은 일을 수행한 항산화물질은 프리래디칼이 되어 버렸지만, 지방, 단백질, DNA 등의 생체 물질에서 전자를 빼앗는 난폭성이 없기 때문에 해로운 물질이 아니다. 그런데 한 가지 일을 끝낸 항산화물질은 근처에 있는 다른 항산화물질에서 전자 1개를 받아들여 전열에 다시 복귀하게 된다.

예를 들면 강력한 산화물질인 비타민 E가 활성산소를 소멸시키고 더 이상 싸울 수 없게 되었을 때 근처에 있는 비타민 C나 코엔자임 (coenzyme: 조효소) Q10 전자를 건네주게 되면 항산화물질로서의 힘을 다시 발휘할 수 있는 태세를 갖추게 된다.

항산화 네트워크의 목적은 귀중한 항산화물질의 손실을 최소한으로 막는 일이다. 따라서 되도록 서로 재활용이 가능하도록 도우면서 싸우는 것이다.

항산화물질은 수백 종류가 알려져 있으나, 이와 같은 재활용 능력이 뛰어난 항산화물질은 극소수로 한정되어 있다. 재활용 능력이 있는 물질은 비타민 C, E, 코엔자임 Q10, 글루타티온, 리포산이다. 항산화 네트워크의 중심으로 되어 있는 것이 리포산이고, 다른 4개의 항산화물질을 효율적으로 재생시키기 때문에 슈퍼 항산화물질이라 한다.

3 뇌를 지키는 영양소

1
비타민 C는 항산화물질

비타민 C는 콜라겐이라는 단백질을 만들어 내기 때문에 중요한 물질이다. 콜라겐은 동물의 뼈 가운데나 조직과 조직 사이에 있으며, 몇 개의 조직을 연결하는 접착제와 같은 것이다. 콜라겐이 부족하면 조직과 조직이 달라붙지 못하고 흐트러지게 된다. 피부가 거칠어지고 감염증에도 걸리기 쉬워진다. 그밖에 멜라닌이라는 검은 색소의 생산을 방해할 뿐만 아니라 생겨난 멜라닌을 탈색시키기도 한다. 비타민 C는 검게 물들이는 멜라닌을 감소시키기 때문에 흰색으로 만드는 효과를 발휘한다.

비타민 C가 대단히 강력한 수용성 항산화물질이라는 것은 잘 알려져 있다. 최근의 연구 결과 비타민 C는 혈액–뇌관문을 자유롭게 통과한다는 사실과 뇌에서 고농도로 존재하고 있다는 것을 알아냈다.

우선 뇌 속의 비타민 C는 활성산소의 공격으로부터 신경세포를 지키고 있다. 예를 들면 핼액 중의 비타민 C의 수준이 높으면 지능이 올라가고, 알츠하이머병이나 중풍에 걸리는 위험이 낮아진다는 사실이 확인되었다.

그리고 신경세포가 도파민을 노르아드레날린으로 변환시키는 과정에서도 트립토판tryptophane에서 세로토닌serotonin이나 멜라토닌melatonin을 만드는 데도 비타민 C는 빼놓을 수 없다.

또한, 수용성 항산화물질인 비타민 C는 혈액 속의 지방과 LDL저밀도피로 단백질의 활성산소에 의한 산화를 방지하는 것으로써 중풍이나 심장병의 방아쇠가 되는 동맥경화의 원인을 제거한다. 그리고 눈이 활성산소의 공격을 받게 되는 것을 방지하여 백내장의 발생을 억제한다.

비타민 C는 키위, 시금치, 딸기, 참외, 귤 등에 많이 함유되어 있다.

中
風

2
뇌를 지키는 비타민 E

불임 해소에 쓰여 비타민으로서 연구가 시작된 비타민 E는 최근 활성산소로부터 뇌의 신경세포를 지켜준다는 것이 밝혀졌다. 활성산소에 의해 세포막의 산화가 시작되면 차례로 산화의 연쇄가 일어나게 된다. 이와 같은 산화의 도미노 현상에 쐐기를 박아 멈추게 하는 것이 비타민 E다. 지용성 항산화물질인 비타민 E는 세포막의 지방과 나란히 존재하고, 활성산소가 쳐들어오기만을 기다리다가 다가오는 활성산소에 전자電子를 넣어 독성이 없는 물질로 만들어 버린다. 그것 때문에 비타민 E는 전자 한 개가 없는 상태의 후 리래디컬이 되지만, 비타민 C나 리포산에서 전자를 보충하여 또 다시 활성화된다. 비타민 E가 많은 식품은 아몬드, 땅콩, 청국장, 시금치, 브로컬리 등 녹색 채소들이다.

3
채소와 과일은 뇌를 지킨다

우리는 개별 식품의 항산화물질의 능력보다도 각기 식품이 지니고 있는 항산화 능력의 종합적 수치를 아는 것이 훨씬 실용적이다.

예를 들면 토마토 100g에 들어 있는 리코펜의 양을 아는 것보다도 토마토 100g이 실제로 분해할 수 있는 활성산소의 양을 수치화한 것이 편리하다. 이 수치를 활성산소 흡수 능력(ORAC: oxygen radical absorbance capacity)이라 하고, 세포에 손상을 주는 활성산소를 중화시키는 능력을 얼마만큼 그 식품이 지니고 있는가를 나타내고 있다.

같은 식품에 함유된 항산화물질 개개의 항산화 능력을 합산하는 것보다 식품에 들어 있는 전체의 항산화 능력이 훨씬 높다는 것이 증명되었다. 즉 채소나 과일에 들어 있는 많은 항산화물질이 팀을 형성하여 상승작용을 일으켜 개개의 능력의 단순한 합계를 훨씬 넘는 항산화 능력을 발휘하고 있다. ORAC의 수치는 이와 같은 상승작용의 종합적인 효과를 나타내고 있다.

따라서 높은 ORAC 수치를 표시한 식품을 먹어야 하는데, 고 ORAC 수치의 식품은 다음과 같다. 과일과 채소는 ORAC 수치가 제일 높다. 즉 과일과 채소는 우리의 뇌를 활성산소의 공격으로부터 지켜줄 수 있는 식품이다. 채소로는 케일kale, 마늘, 시금치, 호박, 양배추, 브로컬리, 붉은 피망이고 과일은 건포도, 구기자枸杞子, 서양 자두 plum, 월귤열매, 검은 딸기, 키위, 자몽, 석류 등이다.

이것들이 모두 색이 짙은 채소와 과일이고 식물이 갖는 색소 그 자체가 강력한 항산화물질로서 작용하여 활성산소의 공격으로부터 식물을 지킨다는 것을 증명하고 있다.

그리고 이것들 중에서 항산화 능력이 우수한 것은 구기자, 자두, 석류, 건포도다. 이것들은 건조에 의해 수분이 제거되고 항산화물질이 농축되어 있기 때문이다. 건포도로 만들어지기 전의 포도의 ORAC 수치는 건포도의 약 4분의 1인 26%에 지나지 않고, 서양 자두prune의 ORAC 수치는 말린 자두prune의 16%에 불과하다. 말린 과일은 고칼로리라는 것과, 항산화물질을 효율적으로 잘 간직하고 있다는 장점이 있다. 그리고 말린 대추의 ORAC 수치는 공포되지 않았으나 서양 자두 말린 프룬이나 석류건조에 필적할 항산화 능력을 갖고 있을 것으로 판단된다.

[ORAC 수치가 높은 과일]

과일명	ORAC 수치	과일명	ORAC 수치
1. 구기자(건조)	25,300	10. 적포도	739
2. 양자두(건조) prune	5,770	11. 버찌(cheny)	670
3. 석류(건조)	3,307	12. 키위	610
4. 건포도	2,830	13. 자몽(grape furit)	495
5. 월귤열매(blue ceny)	2,400	14. 포도(청)	460
6. 검은딸기(black beny)	2,036	15. 바나나	210
7. 딸기	1,540	16. 사과	207
8. 서양자두(말리지 않은)	94	17. 살구	175
9. 귤	750	18. 복숭아	170

[ORAC 수치가 높은 채소]

채소명	ORAC 수치	채소명	ORAC 수치
1. 케일(kale)	1,770	12. 옥수수	400
2. 마늘	1,662	13. 땅콩	390
3. 시금치(생)	1,2/J	14. 꽃양배추(cauliflower)	385
4. 호박	1,150	15. 콩	375
5. 캬베츠	980	16. 감자	300
6. 시금치(삶은)	909	17. 고구마	295
7. 브로컬리	890	18. 캬베츠	295
8. 사탕무	840	19. 양상추	265
9. 피망(붉은)	710	20. 두부	205
10. 강낭콩(kidneybean)	460	21. 당근	200
11. 양파	450	22. 토마토	195

中
風

4
과일과 채소의 섭취량

하루에 채소와 과일을 ORAC 수치로 3,500 이상을 섭취하는 것이
바람직하지만 미국인의 경우 1일 평균 1,200에 해당하는 채소를 먹는
것이 고작이라 한다.

1일 동안에 섭취하는 ORAC 수치는 먹는 채소나 과일의 종류에 따
라 달라지게 되지만, 하루에 3,500 이상을 섭취하는 것도 그다지 어렵
지 않다. 예를 들면 4분의 1컵 분량의 말린 구기자를 먹으면 ORAC
수치는 8,000이나 된다. 구기자 한 컵은 200cc이다. 서양 자두prune
반 컵만 먹어도 3,750이 된다. 녹차, 홍차 한 컵의 ORAC 수치는 1,200
이기 때문에 세 잔을 마시면 3,600이 된다.

'하루 한 개의 사과로 의사 필요 없음'이라 할 만큼 사과에는 항산
화 네트워크의 중요한 멤버인 비타민 C를 돕는 플라보노이드뿐만 아
니라 콜레스테롤을 낮추는 펙틴pectin이라는 수용성 섬유가 많이 함
유되어 있다.

포도, 오렌지, 레몬, 귤 등의 감귤류는 비타민 C뿐만 아니라 플라보 노이드의 훌륭한 공급원으로 되어 있다. 그리고 월귤열매blue berry나 포도껍질에 많이 함유되어 있는 안티시아닌은 뇌뿐만 아이라 눈에도 좋은 것으로 판명되었다.

과일의 껍질에는 항산화물질이 농축되어 있다. 방부제나 살충제를 깨끗하게 제거하여 먹으면 좋을 것이다. 샐러드에는 마요네즈보다도 장유, 식초, 참기름, 올리브유에 무쳐서 먹어야 한다. 참기름에는 피틴산이라는 강한 항산화물질이 함유되어 있어 이것이 항산화 네트워크를 통해 비타민 E를 라사이클링시킨다.

식품은 인체의 건축 자료인 동시에 에너지원이고 강력한 약품이라는 것이 판명되었다.

뇌를 일깨워 주고 쾌활한 뇌를 만들고 유지시키기 위해 섭취하는 영양소들이 균형을 잘 유지할 수 있도록 식품을 선택하는 것이 더 없이 중요하다.

5
커피와 건강

잠이 올 때 커피 또는 차 한 잔을 마시면 눈이 번쩍 뜨인다. 그런가 하면 점심을 먹고 나면 스르르 졸음이 온다. 파스타pasta의 양념으로 쓰이는 타바스코tabasco의 매운맛은 머리에 상쾌한 느낌을 준다. 매운 음식은 입속에서 뜨겁지만 말할 수 없이 좋은 느낌을 준다.

피곤하여 녹초가 되었을 때 귤이나 레몬, 오렌지, 금감金柑 등의 감귤류를 먹으면 피로가 풀리기도 한다. 감귤류柑橘類 성분의 구연산이 피로의 물질인 유산을 분해시키는 데 도움이 되기 때문이다.

비타민 B_1이 부족하면 성질이 조급해지고 흥분하기 쉽고 싸움을 잘 건다. 마그네슘이 부족해도 신경이 흥분된다. 반면에 칼슘은 신경의 비정상적인 흥분을 억제한다. 콜라 등의 청량음료나 인스턴트식품에는 인산phosphoric acid이 다량 함유되어 있다. 이 인산은 마그네슘과 칼슘에 결합하여 오줌으로 배설되기 때문에 혈액 속에 이들 미네랄의 양이 줄어들게 된다. 따라서 인스턴트식품을 많이 섭취한 사람은 흥분을 잘하고 성질을 부린다.

또한, 콜라와 캔 커피에는 설탕이 다량으로 들어 있다. 설탕을 많이 섭취하면 그것이 원인이 되어 혈당치가 마구 오르고 내려 결국엔 뇌가 쉽게 흥분하고 침착성을 잃고 안절부절 못하기 일쑤다. 이와 같은 사람들은 청량음료, 인스턴트식품, 콜라, 캔 커피의 섭취를 줄이는 것이 좋다.

6
정제되지 않은 인스턴트식품

우리가 소고기 스테이크를 먹으면, 그 고기는 우선 펩신pepsin이나 트립신trypsin이라는 효소에 의해 단백질을 구성하는 최소의 단위인 아미노산으로 분해되고, 장腸은 이 아미노산을 흡수하여 혈액으로 보낸다.

혈액의 흐름을 타고 뇌로 보내진 아미노산은 적절한 수순을 걸쳐 신경세포를 만들게 된다. 또 뇌를 흥분시키든가 또는 흥분을 제어하기도 하고 쾌감을 발생시키는 등의 역할을 수행하는 전달물질도 아미노산에서 만들어진다. 우리들의 신체와 뇌는 날마다 먹는 식품으로 만들어지고 있다.

그러나 인스턴트 음식Junk food을 계속 먹으면 어떻게 될 것인가? 영양소가 적고, 지방과 당분 그리고 칼로리는 많아도 비타민이나 미네랄이 거의 없는 음식을 인스턴트 음식이라 한다.

우선 비타민이나 미네랄이 부족하기 때문에 효소가 역할을 충분하게 수행하지 못한다. 뇌의 전달물질이 부족하기 때문에 머리가 멍청해지고 잘 돌아가지 않는다. 기분이 나지 않고 의욕이 없어진다. 행동은 소극적일 수밖에 없다. 게다가 칼로리는 과잉 상태지만 비타민과 미네랄이 부족하기 때문에 체내에서 칼로리의 소비도 안 된다. 그래서 남아도는 칼로리는 피하지방으로 축적되어 몸이 비대하게 된다.

비만은 만성적인 고혈당을 야기시킬 수 있으며, 고혈당은 뇌의 시냅스의 형성을 방해한다. 그리고 인스턴트식품에 포함되어 있는 지방은 기억력을 둔화시켜 노망을 일으키는 원흉으로 지목되어 있다.

이것에 비해 균형 잡혀 있는 영양소가 들어 있는 식사를 계속하면, 머리속은 상쾌해지고, 마음은 맑아지게 된다. 기분이 좋아지면 뭐든지 하고자 하는 생각이 들고 행동은 자연스럽게 적극성을 띠게 된다.

사람은 누구든 되도록 기운차고 즐거운 마음으로 인생을 살아가야 할 것이다. 그러기 위해 이제부터 식사를 개선하는 노력이 필요하다.

7

영양을 배려해야

맛 좋은 식사는 물론 중요하다. 하지만 맛이 좋고 먹고 싶은 음식만을 먹는다는 것은 영양소의 균형을 무너뜨리기 쉽다. 음식의 맛은 중요하지만, 영양 면에도 충분한 배려를 해야 할 것이다.

무릇 먹는다는 것의 생물학적인 의미는 뇌와 신체를 구성하는 모든 장기臟器, 조직, 세포에 균형 잡힌 영양소를 제공하는 것이지만 동시에 우리 인간에게는 맛 좋은 식사를 즐기는 음식 문화가 있으며, 맛있는 것을 즐겨 먹는 것으로 뇌에서 경이로움과 쾌감이 생기고, 기쁨과 만족을 느끼게 된다.

좋은 인생을 보내기 위해 좋은 뇌를 육성하고자 하는 노력이 필요하다. 좋은 뇌는 균형 잡힌 영양소의 섭취에서 비롯된다.

8
영양실조와 뇌

산업화가 급속하게 진전되면서 10대 청소년에 의한 살인 사건이 빈번하게 발생하고 있다. 병든 마음을 발생시키는 원인은 교육에 있는가 아니면 다른 데에 기인하는 것일까?

뇌에서 생각한 것을 구체화시킨 것이 언어이고, 언어를 실천하는 것이 행동이다. 뇌에 어떤 정보를 입력할 것인가 하는 것은 우리가 무엇을 생각하고, 무슨 말을 하며, 무엇을 할 것인가를 결정하는 데 있어서 중요하다는 것은 말할 필요조차 없다.

그러나 여기서 간과해서는 안 될 것이 하나 있다. 마음은 뇌의 활동에 의해 생겨나는 것이라는 사실과, 뇌의 활동은 전달물질의 종류와 수준에 의해 결정된다는 것, 그리고 영양소는 전달물질의 종류와 수준에 제일 많은 영향을 준다는 생물학적 이치이다.

청소년들의 폭력이나 잔학한 사건이 계속 일어나고 있는 미국에서는 영양소와 정신질환, 영양소와 폭력의 관계를 심층적으로 조사해 왔다. 그 조사의 결과로 명확하게 드러난 것은 영양소의 언밸런스, 즉 영양 불균형에 의한 영양실조가 우울증, ADHD주의결함다동성장애, 통합실조증정신분열증 등의 정신질환 발생의 주요 원인이 된다는 점이다.

또한, 영양소의 불균형으로 초래되는 영양실조는 폭력을 발생시키는 요인이라는 것도 판명되었다. 영양소의 불균형은 전달물질의 흐름을 나빠지게 하고, 뇌의 정보 처리 시스템에 혼돈을 일으켜 이성에 의한 감정의 컨트롤이 뒤틀어지고 감정이 폭발하여 폭력을 휘두르게 하는 결과를 낳는다.

아동 학대, 가정 파탄, 스트레스, 학교 교육 등이 어린이의 마음을 병들게 하는 요인이 되고 있으니, 이것을 개선해야 하는 노력이 뒤따라야 하는 것은 당연하다. 아무튼 뇌의 영양 불균형이라는 생물학적 차원의 문제가 오늘날 사회 폭력과 밀접한 관계에 놓여 있음을 이해해야 할 것이다.

9
술과 설탕

식사와 폭력에는 인과관계가 있다. 1970년대 미국의 인류학자가 페루의 '구오라'라는 인디오 부족에 관한 연구를 했다. 이 부족은 일찍부터 남자들 사이에 돌발적인 살인 사건이 빈번하게 발생하고 있는 대단히 폭력적인 부족이라는 것이 알려져 있었다. 그들의 문화가 폭력을 허용하고 있었던 것도 아니지만, 사사로운 일로 많은 폭력 사건이 발생하는 것이었다.

인류학자가 구오라 부족의 식사를 조사해 봤더니 그들의 음식이 영양학적으로 너무나도 부실했다. 그들의 음식물 속에는 정제된 설탕과 알코올의 양이 대단히 많았고, 비타민이나 미네랄과 같은 빼놓을 수 없는 미량 영양소가 극단적으로 부족하였다.

구오라족 남성의 혈액을 채취하여 검사한 결과, 모든 남성이 저혈당증을 보였다. 보다 폭력적인 남자는 혈당치가 너무 낮아졌을 때 아드레날린adrenalin의 수치가 놀라울 정도로 상승되어 있었다.

혈당치가 지나치게 낮고 부신副腎에서 아드레날린이라는 호르몬이
대량으로 방출되면 사람은 누군가를 때리고 싶어지고, 그 충동을 억
제하지 못하고 폭력을 휘두르게 되는 것이다.

10
식사와 통합실조증

잘못된 식사는 정신질환의 원인이 된다. 통합실조증統合失調症이 라는 것은 정신질환의 대표적인 병으로 그 증상은 환각, 환청, 망상 등을 그 특징으로 하고 있다. 없는 것이 보인다는 것이 환각이고, 친 구가 자기에게 욕을 하고 있다는 것처럼 들리는 것이 환청이다. 음모 를 꾸며 경찰이 자기를 체포하려고 한다는 것이 망상이다.

통합실조증의 완치는 쉽지 않으나 약물로 개선시킬 수 있으며, 환 각이나 환청은 마리화나나 LSD와 같은 환각제의 남용으로도 생긴다.

그러므로 통합실조증도 다른 정신질환과 마찬가지로 뇌의 전달물 질의 밸런스를 회복시키는 것으로 증상을 개선시켜야 한다.

뉴저지주 정신연구소의 칼 파이퍼 박사는 통합실조증 환자의 대부분 이 뇌의 전달물질로서 도파민dopamine과 가끔 결합하는 히스타민 histamine이 불균형 상태에 놓여 있으며, 이것을 중화中和시킴으로써 증상을 개선시킬 수 있다는 보고를 내놓았다.

통합실조증 환자의 50%는 '저 히스타민'으로서, 건강한 사람보다도 혈중 히스타민이 낮으며, 20%는 '고 히스타민'으로서 정상적인 사람보다 높다. 그래서 히스타민 수치를 조절하여 정상 범위로 되돌리면 그 증상은 개선되는 것이다.

저 히스타민은 동銅의 과잉으로 발생한다. 그 특징은 비타민 C, 나이아신niacin, 엽산이라는 비타민과 아연의 부족 현상이다. 그래서 동의 과잉을 억제하기 위해 비타민 C와 나이아신$_{B_3}$을 투여하여 히스타민을 정상적인 범위로 되돌려야 한다. 또한, 히스타민은 아연이나 망간을 복용해도 동의 과잉은 없어지고 증상이 개선된다.

한편 히스타민 환자에게는 칼슘을 투여해 증상을 개선시킨다. 식사 메뉴를 개선하면 통합실조증 환자의 뇌 내 히스타민 수치가 균형을 회복하여 증상이 개선된다. 이와 같은 예로 알 수 있듯이 뇌의 병도 식사로 개선시킬 수 있는 것이다.

4 식사의 변천과 인류

1
식사의 변천

혈당치가 지나치게 낮아지면 신경이 날카로워지고 폭력적으로 된다. 그것의 정도는 체질이나 성격에 따라 달라진다. 하지만 누구에게나 그와 같은 경향은 있다. 따라서 정상적인 생활을 보낼 수 있는 대전제는 혈당치를 안정시키는 일이다.

식사의 내용에 따라 뇌 내의 전달물질의 종류와 양수준이 달라지게 되기 때문에 어떤 식사를 하는가에 따라 사람의 마음과 행동이 영향을 받게 되는 것은 당연하다

여기에서 한 가지 생각해 볼 것이 있다. 우리 현대인의 식생활이 최근 반세기 동안에 엄청나게 변했다. 인간의 유전자는 수백만 년 동안 그다지 변하지 않았기 때문에 우리 식생활의 격변에 당혹스러움이 없지 않다.

수백만 년 전에 탄생한 인간은 최근에 이르기까지 수렵, 채집, 농업으로 생활을 영위해 왔다. 그와 같은 식생활에 길들어 친숙하던 인간

이 엄청나게 다종다양한 현대식 음식물을 먹게 되었다는 변화는 실로 대단한 변화가 아닐 수 없다.

석기시대의 인간은 주로 나무 열매, 견과류, 콩, 감자 등 식물성 식품을 먹고 살았다. 특히 밤, 호두, 도토리, 야생 감자, 콩, 포도, 나물 등이 먹거리의 주류였다.

도토리는 엷은 맛을 빼야 하기 때문에 그 당시에도 이미 가열이나 물로 희석시키는 조리 기술이 있었을 것으로 생각되고, 여러 가지 맛을 내는 방법을 개발한 점으로 보아 옛사람들도 미식을 추구한 것이 분명하다.

현대인에게는 밤이나 호두 등 견과류는 맥주나 술안주에 지나지 않지만, 농경 재배가 시작되기 전 석기시대의 사람에겐 견과류는 사활에 관계되는 기본 식량이었다. 견과류는 지방이나 전분이 풍부한 우수한 에너지 식품이고 비타민이나 미네랄도 풍부하다. 그러나 견과류로 먹여 살릴 수 있는 인구수는 한계가 있다. 따라서 견과류는 수요에 따라 재배 방식으로 바뀌게 되었다.

그 후 벼농사가 시작되었고, 우리는 에너지원인 당류를 쌀에서 얻게 되었다. 옛사람들의 담백질원과 지방원脂肪源은 동물과 어패류였으며 이에 따라 수렵과 어로의 발전을 가져왔다.

2
당류 섭취의 변화

고대인의 당류는 섭취 총에너지의 60% 이상을 차지하고 있었다. 이것은 현대인과 거의 같은 비율이다. 그리고 그들의 식이섬유 섭취량은 하루 100g에 달해 이것은 적어도 현대인의 10배에 해당한다.

쌀이 식탁에 오르게 되었으나 고대인과 현대인이 먹는 쌀은 내용이 다르다. 고대인은 현미를 먹은 반면 현대인은 백미흰쌀를 주식으로 하고 있기 때문이다. 현미에는 배아와 겨 부분이 붙어 있어 비타민 B군과 섬유가 풍부하다. 그러나 백미는 모든 것을 다 벗겨 버리고 전분층만을 남겨 놓아 75%가 전분이고 비타민과 섬유질은 거의 없다.

단맛은 식품에서 빼놓을 수 없다. 고대인은 벌꿀과 과일에서 당분을 섭취했으며, 현대인은 오로지 정제된 당糖인 설탕에서 단맛을 얻는다. 벌꿀은 포도당과 과당의 혼합물이다. 과일에는 과당과 설탕이 들어 있다. 설탕은 포도당과 과당이 연결된 2당류이다.

벌꿀과 과일에는 비타민 등 미량원소가 많이 포함되어 있으며, 설탕은 칼로리뿐이고 미량원소도 다른 아무것도 들어 있지 않다. 우리의 연간 설탕 소비량은 25kg 정도로서 호주인 설탕 소비량 63.5kg, 미국인 54kg에 비하면 적은 편이여서 다행이다.

고대인은 채소와 과일에서 식이섬유, 비타민, 미네랄을 비롯하여 뇌를 산소의 해독으로부터 지켜 주는 항산화물질을 착실하게 섭취하고 있었다. 그러나 채소와 과일의 섭취량이 적은 현대인은 이와 같은 미량영양소를 보조식품으로 섭취하려고 애를 쓰고 있다. 참고로 미국인의 채소 섭취량은 315g, 일본 280g, 한국 700g, 중국과 인도는 500g 정도라 한다.

3
스트레스와 건강

스트레스의 요인은 불안, 슬픔, 공포, 분노 및 걱정 등의 심리적인 자극 이외에 더위, 추위, 소음, 피로, 부상 등의 물리적 자극에 의해서도 받게 된다.

스트레스가 쌓이거나 오래 지속되면 몸과 마음에 종전과 달라지는 변조變調가 생긴다. 그와 같은 변조 현상은 사람에 따라 다르다. 어떤 사람은 긴장, 불안, 공격성, 불면에 시달리고, 다른 사람은 두통, 변비, 고혈압 등으로 고생한다. 어쨌든 스트레스는 그 사람의 가장 허약한 부분에 나타난다.

따라서 증상에 따라 스트레스가 원인이다 하고 정확하게 판단하기는 곤란하다. 그러나 잠을 자지 못한다. 불안하고 식욕이 없다는 증상이 지속되면 스트레스가 원인이라고 의심할 필요가 있다.

뇌에게는 스트레스가 무서운 적이기 때문에 안일하게 생각해서는 안 된다. 스트레스의 상태에 놓이면 스트레스 호르몬인 코르티솔 (Cortisol: 부신피질에서 생성되는 스테로이드 호르몬)과 아드레날린이 부신副腎에서 대량으로 방출된다.

고농도의 코르티솔은 뇌에 작용하여 해마海馬의 신경세포를 사멸시 킨다. 해마는 학습과 기억을 담당하는 중요한 부위이다. 스트레스는 기억력을 저하시킨다. 스트레스에 의한 해마의 손상은 더 많은 코르 티솔을 방출시키기 때문에 악순환이나 다름없다. 만일 해마의 신경세 포가 계속 죽어나가면, 일시日時, 장소, 사람의 이름이 생각나지 않고 자기가 있는 장소조차 모르게 되는 알츠하이머병에 걸리게 된다.

코르티솔은 인체가 에너지를 필요로 할 때 근육이나 뼈의 단백질 을 분해하여 포도당을 공급하기 위해 짧은 기간 동안은 유리하게 작 용한다. 그러나 장기간에 걸쳐 코르티솔이 높아지면, 고혈당이 되어, 당뇨병을 발생시키기 쉽다.

워싱턴대학의 피터 비타리아노 교수는 알츠하이머병의 배우자를 간호 하고 있는 건강한 47세의 사람과 간호하지 않은 77세 노인의 혈중 코르 티솔, 포도당, 인슐린 농도를 비교한 결과를 내놓았다. 그 내용은 간호를 하고 있는 사람은 간호를 하고 있지 않는 사람의 코르티솔, 포도당, 인슐 린 농도보다 훨씬 높게 나타났다. 간병을 담당하는 사람은 두려움과 불 안에 싸여 기분이 저하된다. 그것이 스트레스가 되어 혈중 코르티솔의 농도를 높이고 있다. 그들은 당뇨병의 위험이 높은 사람이다.

계속되는 스트레스는 긴장, 불안, 불면에 시달릴 뿐만 아니라 위장을 욱신욱신 아프게 한다. 스트레스의 원인이 되는 자극은 직장에서의 인 간관계, 업무상의 불만, 경쟁의 괴로움, 육아의 고민, 가족의 질병 등 무 수하게 많지만, 그것에 대응하는 생체의 반응은 언제나 같게 나타난다.

뇌가 스트레스를 받으면 시상하부視床下部에서 부신피질자극호르몬 이라고 하는 CRHCorticotrophin Releasing Hormone가 방출된다. 이것을 받아들인 뇌하수체는 흥분하여 역시 부신피질자극호르몬인 ACTH를 방출한다. ACTHadrenocorticotropic hormone는 혈액에 의해 아득히 먼콩팥 위쪽에 있는 부신곁콩팥에 도달하여 자극을 준다.

스트레스가 계속되면 부신이 비대해지는 것은 ACTH 때문이다. 이때 뇌하수체에서는 ACTH의 생산에만 매달려 있어야 하기 때문에 그밖의 중요한 호르몬의 생산에는 여력이 없다. 난소卵巢와 정소精巢는 위축되고 신장의 성장은 멈추게 되고, 머리털이 희어진다.

부신에는 표면의 피질과 내부의 수질髓質이 있다. 표면의 피질은 코르티솔 방출한다. 코르티솔은 근육, 림프조직, 결합조직 등의 단백질을 아미노산으로 분해하여 간장으로 보낸다. 간장에서는 아미노산을 포도당으로 바꾸고, 포도당은 혈액에 의해 체내의 약해진 곳으로 보내지게 된다.

그것 때문에 코르티솔에 의해 면역기능이 약해진다. 그러나 만일 코르티솔이 없다면, 저혈당이나 저혈압이 되어 결국 혈액의 흐름이 멈추게 되어 죽게 된다. 코르티솔은 살기 위해 빼놓을 수 없는 호르몬이다. 예를 들어 쥐를 추운 곳에 방치하면 약해져 죽게 되지만 코르티솔을 주사해 두면 오래 산다.

부신수질은 '분노의 호르몬'인 아드레날린을 방출한다. 아드레날린은 교감신경을 흥분시키고 그 결과 심장의 동작을 빠르게 하고, 혈관을 수축시켜 혈압을 높이고, 혈액을 온몸에 회류시키며, 동공을 열고 싸울 태세를 취하게 한다. 또한, 아드레날린은 간장에 작용하여 포도당을 혈액 속에 방출시킨다. 여행을 할 때 변비가 되기 쉬운 것은 심적인 긴장으로 교감신경이 흥분하여 장의 활동이 저하되기 때문이다.

스트레스가 쌓이면 여러 가지 영양소를 잃어버리게 된다. 단백질, 콘드로이틴chondroitin 유산硫酸, 비타민 C 등이 없어진다.

스트레스에 시달리면 포도당을 생산해야 하기 때문에 단백질의 분해가 진행된다.

4
효소와 보인자

효소에는 단독으로 훌륭하게 생체 촉매로서의 역할을 수행하는 것도 있으나, 협력자의 도움을 필요로 하는 효소도 많다. 이 협력자를 보인자補因子라 한다. 보인자를 필요로 하는 효소에서는 단백질의 부분을 아포apo 효소라 한다. 아포 효소는 화학 반응을 진행시킬 수 없기 때문에 효소로서는 무능하지만 보인자와 달라붙자마자 엄청난 능력을 발휘하게 된다. 이렇게 해서 유능해진 것을 호울(holo=hol: 유사) 효소라 한다.

효소를 유능하게 하는 것이 보인자다. 보인자에는 보효소補酵素와 미네랄이 있다. 이 보효소는 비타민으로 만들어진다. 비타민이 없이 인간이 살 수 없는 것은 효소가 기능을 발휘하지 못하기 때문이다. 그러나 비타민은 인체에서는 생산되지 않는 미량영양소이기 때문에 어떻게든 식품에서 섭취하지 않으면 안 된다.

만일 필요한 비타민을 섭취하지 않으면 비타민 결핍증에 걸려 여러 증상에 시달리게 된다 예를 들면 비타민 C의 결핍은 괴혈병, 비타민 B₁의 결핍은 각기웨리닉게werinické, 비타민 B₁₂의 결핍은 악성 빈혈에 걸린다.

그리고 보인자로서 미네랄이 있어야 비로소 정상적으로 일을 하게 되는 효소도 많다. 생체의 화학 반응인 대사를 진행시키기 위해 효소는 틀림없는 주역이다. 그러나 주역인 효소가 활동을 하려면 비타민이나 미네랄 등의 협력이 불가결하다. 따라서 만일 비타민이나 미네랄이 부족하면 아무리 3대 영양소가 풍부한 식사를 한다 해도 영양소를 생체에서 이용할 수 없으므로 앞서 언급한 여러 가지 병에 걸리게 된다.

5
비타민의 역할

시력에 빼놓을 수 없는 것이 비타민 A다. 비타민 A는 눈의 각막에서 옵신opsin이라는 단백질과 결합하여 로도프신rhodopsin이라는 복합체로 합성되지만, 가시광선에 의해 또다시 비타민 A로 되돌아온다. 이때의 변화가 신호가 되어 뇌에 전달되고 물건이 보이게 되는 것이다.

비타민 K가 부족하면 로도프신의 양이 줄어들어 빛이 적은 어두운 곳에서의 시력이 저하된다. 이것을 야맹증이라 한다.

그리고 비타민 A는 피부나 점막을 강하게 하여 감염증을 방지하는 효과를 발휘하게 한다. 따라서 비타민 A가 부족한 사람은 바이러스에 잘 감염되고 감기에 걸리기 쉽다.

혈액의 생산에는 비타민 B_6, B_{12}, C 그리고 엽산이 필요하고, 뼈나 치아의 형성에는 비타민 A, C, D를 빼놓을 수 없다. 피부를 만들고 건강을 유지 하려면 비타민 A, B, C, B_6, 나이아신, 판토텐산이 없어서는 안 된다.

뼈나 치아를 딱딱하고 든든하게 하는 것이 비타민 D다. 우리의 뼈를 형성하는 것은 하이드록시 아퍼타이트hydroksi apatite 물질이고, 이것은 무기인산無機燐酸과 칼슘으로 만들어져 있다. 비타민 D는 칼슘을 흡수시켜 충분한 양의 인산燐酸을 생산한다. 이렇게 해서 굳은 뼈가 완성되는 것이다. 따라서 만일 비타민 D가 부족하게 되면 뼈가 단단해지지 않는다. 이것이 '곱사병'이다.

아기를 낳는데 중요한 것이 비타민 E다. 비타민 E의 별명을 토코페롤tocopherol이라 한다. 비타민 E의 역할은 종種의 보존뿐만이 아니다. 비타민 E는 항산화물질로서 유해한 활성산소를 분해하는 것으로 세포를 방어한다. 예를 들면 지방을 먹으면 소화되어 지방산이 되지만, 이 지방산은 활성산소에 의해 '과산화지질'이라는 인체에 해로운 물질로 변한다. 과산화지질은 노화를 촉진하고 암을 발생시키는 요인이 된다. 비타민 E는 활성산소를 분해하여 과산화지질이 생기는 것을 막아 준다. 넘어져서 손이나 다리에 찰과상을 입게 되면 피가 나게 된다. 피가 멈추지 않고 계속 흐르면 과다 출혈로 죽게 될 것이다. 이때 출혈이 멎도록 혈액을 응고시키는 작용이 있다. 혈액 응고에는 비타민 K가 필수적이다. 비타민 K의 K자는 독일어의 코아규레이션koagulation의 두문자이다. 혈액 응고에는 프로트런빈이라는 단백질이 필요하며, 이 단백질을 만드는 데 비타민 K의 역할이 있어야 한다.

6
비타민과 전달물질

비타민은 뇌에서도 활약하고 있다. 그 대표적인 예는 효소가 아미노산을 차례차례 변환시켜 전달물질을 생산하는 과정이다. 이때 효소를 돕는 비타민의 역할에 의해 도파민, 노르아드레날린, 아드레날린이라는 뇌를 흥분시키는 전달물질이 생겨난다.

이와 같은 흥분성 전달물질의 원료는 티로신tyrosin이라는 아미노산이다. 우리가 티로신이 풍부한 소고기나 죽순밥을 먹었을 때, 이것들은 소화 흡수되어 혈액으로 운반되어 뇌에 들어간다. 우선 티로신은 티로신수산화水酸化 효소에 의해 산소를 섞어 dopa(도파 아미노산)가 된다. 이 산화 과정에 필요한 것이 수소를 달라붙게 하거나 떼버리는 역할을 하는 엽산이다. 그리고 티로신수산화 효소는 보인자로서 동銅을 반드시 필요로 한다.

이렇게 해서 생긴 도파에서 이산화탄소를 빼앗아 내는 것이 도파 데칼보키시라제이다. 도파민에 산소를 섞어 노르아드레날린으로 만드는 것이 도파 민하이드로키시라제이다. 이 산화 과정에는 비타민 C가 불가결의 물질이다.

이 노르아드레날린에 탄소 1개의 메틸기基를 붙여 주는 것이 PNMT하닐 알라난N - 메틸 트란스훼타제이다. 이렇게 해서 아드레날린이 생겨난다. 이때 빼놓을 수 없는 것이 메틸기를 분자로부터 분자로 옮기는 S-아데노실메티오닌이다.

S-아데노실메티오닌은 기분을 고조시키는 효과가 있기 때문에 미국에서는 '사미'라는 상품명으로 판매되고 있는 인기 보조식품이다.

中
風

7
비타민과 요리

식품은 굽거나 쪄서 요리해 먹는 경우가 많다. 비타민은 열, 빛, 공기, 습기에 민감한 물질이다. 요리 과정에서 분해되어 버려지게 되는 양은 비타민의 종류, 식품의 종류, 자료, 식품의 크기, 가열 방법, 가열 시간에 따라 달라진다. 요리에 의해 비타민이 손실된다는 다음과 같은 보고서가 있다.

시금치를 3분 동안 삶았을 때 비타민 B_1의 잔존율은 생으로 있을 때 100%의 70%, B_2는 80%, C는 48%이지만, 지용성의 비타민 A는 90%이다.

시금치를 삶는 시간에 따른 비타민 C의 잔존율은 날것으로 있을 때를 100%로 치면 1분에 74%, 2분에 61%, 3분에 48%가 된다.

우리는 수많은 식품을 다양한 요리 방법으로 조리해서 먹는다. 우리에게 중요한 것은 적당히 조리한 경우에 손실되는 비타민의 평균치이다.

당근, 브로컬리, 토마토, 고등어, 아몬드, 콩, 소의 간 등의 100g을 적당히 조리한 경우 손실되는 비타민의 평균치가 미국 농무성에서 발표되었다. 그 내용을 요약하면 다음과 같다.

대부분의 경우 조리에 의해 식품 속에 있는 수분이 빠져나가기 때문에 비타민의 농축이 생긴다. 이것이 가열에 의한 비타민의 손실을 감춰버린다. 따라서 수분의 손실을 보충해야 비로소 사실대로의 비타민의 손실량을 알 수 있게 된다.

요리 과정에서 가장 많이 손실되는 비타민은 B_1 26%, 엽산 20%, 나이아신 18%, 판토텐산 17%, C 16%이다. 그러나 수용성 비타민이지만 B_2와 B_6는 불과 3%의 손실만 생긴다.

한편 지용성 비타민이 요리 과정에서 손실되는 양은 비타민 A와 E의 11%이다. 그리고 비타민 D와 K는 A와 E보다 든든해 거의 손실이 없다는 것이 확인되었다. 요리 과정에서 손실되는 비타민의 커다란 특성은 대략 다음과 같다.

① 수용성 비타민은 지용성 비타민보다 가열에 의해 파괴되기 쉽다.
② 채소로 수프를 만들면 수용성 비타민은 그릇에 묻어 남아 있을 뿐만 아니라 즙에도 녹아 있기 때문에 국물을 마시지 않으면 손실된다.
③ 정도의 차는 있으나 수용성 바타민은 가열에 의해 손실되기 때문에 비타민을 효율적으로 섭취하려면 채소로 샐러드를 만들어 생으로 먹어야 한다.

8
미네랄의 역할

인체는 약 60조 개라는 엄청난 세포의 집합체로 이루어져 있다. 그 세포는 단백질, 지질, 당류 등의 여러 영양소의 결합으로 되어 있으며, 이 영양소를 구성하고 있는 제일 작은 요소는 '원소'이다. 자연계에서 약 100개의 원소가 발견되어 있으나, 생체에서 가장 잘 쓰이는 원소는 산소 65%, 탄소 18%, 수소 10%, 질소 3%로서, 이 네 개의 원소들이 신체의 96%를 차지하고 있다. 이 네 개 원소 이외의 모두를 합쳐 미네랄이라 부르고 있으며, 그 수는 많아도 생체에 있는 전체의 양은 불과 4%에 지나지 않는 마이너minor 영양소들이다. 그러나 이 미네랄은 양적으로는 하찮은 존재이지만 우리 몸속에서 매우 중요한 역할을 담당하고 있다. 미네랄의 종류는 양이 많은 순으로 칼슘 1.8%, 인1.0%, 칼륨0.4%, 유황0.3%, 나트륨0.2%, 염소0.2%, 마그네슘 1.0%이고, 이 7개의 미네랄을 '메이저 미네랄'이라 하는데, 인체에 적어도 0.1% 이상 들어 있다. 따라서 60㎏의 사람의 몸에는 60g 이상이 있을 것이다. 하지만 가장 많다고 하는 칼슘도 사람의 몸에는 불과 1.8%, 그러니까 110g이라는 적은 양으로서 마이너 영양소에 지나지 않는다.

그러나 그 역할은 대단하다. 칼슘은 인과 결합하여 하이드로키시 아파타이트가 되어 뼈와 치아의 굳은 성분이 된다.

칼슘, 나트륨, 염소, 마그네슘은 세포의 안쪽과 바깥을 드나드는 수단으로서 신경세포에 전기를 발생시키고 있다. 한 신경세포에서 발생한 전기가 다른 신경세포에 전달되는 방식으로 정보의 전달이 이루어지고, 마음이 생기고, 사람이 살아가고 있는 것이다.

또한, 인과 마그네슘은 생체의 에너지 저축의 ATP, 유전자 DNA의 성분이 되고 있다. 유황은 단백질을 만드는 시스테인이나 메티오니온이라는 아미노산에 포함되어 있다. 이처럼 메이저 미네랄은 그 이름처럼 생체에서 커다란 활약을 하고 있다.

하루에 필요한 메이저 미네랄의 섭취해야 할 양은 각각 100㎎ 이상이기 때문에 이들 성분이 들어 있는 식품을 섭취해야 한다.

메이저 미네랄의 섭취만으로는 건강을 유지할 수 없다.

그 이외의 미네랄은 철, 아연, 셀렌, 크롬, 망간, 구리, 모리프텐, 코발트, 요소 등의 금속류들도 극히 소량이지만 절대 필요한 것들이다.

마이너 미네랄이 중요한 이유는 그것들이 효소의 보인자로서의 역할을 하기 때문이다. 철을 예로 들면 폐에서 얻은 산소를 말단 조직으로 운반하는 헤모그로빈이나, 산소를 저장하는 미오그로빈 myoglobin이라는 단백질에 함유되어 있다. 철은 또한 이들 거대 단백질의 역할 중심이것을 활성 중심이라 함에 자리 잡고, 산소를 붙잡거나 놓아 주는 등의 재주꾼으로서 활약하고 있다.

그리고 알코올을 미토콘드리아의 전자전달계系에서 에너지 생산에 관계되는 티토크롬 C 옥시다제의 활동에는 구리銅가 없으면 안 되는 물질이다. 생체를 위협하는 활성산소를 분해하는 것이 SODsuper oxide dismutaze라는 효소다. SOD가 자기 기능을 하려면 구리와, 아연, 철, 망간 3종류 중 어느 한 종류도 빼놓을 수 없다. 알코올을 대사하는 알코올데히드로게나제의 활약에는 아연, 활성산소의 하나인 과산화수소를 물로 분해하여 독을 없애는 글루타티온glutathione 하르옥시타제에는 셀렌, 골수에서 혈액을 만드는 B_{12}에는 코발트가 불가결하다.

마이너 미네랄이 활동해 주는 덕분으로 체내의 화학 반응은 원활하게 진행될 수 있다. 만일 이것들이 없으면 화학 반응이 진행되지 않으며 사람은 생존할 수 없다.

中
風

9

마그네슘

인체는 0.1%의 마그네슘이 들어 있다. 따라서 몸무게 60kg의 사람의 몸에는 약 60g의 마그네슘이 있고, 그중 60%는 뼈에, 26%는 근육 세포에, 나머지 14%는 모두 조직의 세포에 분포되어 있다.

마그네슘의 농도가 제일 큰 세포는 뇌, 심장, 신장과 같은 대사기능이 제일 활발한 조직이다. 마그네슘은 미어신myosin 및 액틴actin과 같은 단백질의 형체를 갖추고 있다.

미어신이나 액틴이 근육을 수축시키는 것으로 손, 발, 눈, 입 등 신체의 여러 부위의 동작이 가능해진다.

또한, 마그네슘은 단백질 합성에도 커다란 역할을 하고 있다. DNA의 유전자 정보가 mRNA메신저 RNA에 전달된다. 마그네슘은 이 mRNA가 단백질을 생산하는 공장인 리보솜ribosome이라는 세포 내의 기관器官에 상륙하는 것을 돕는다. 단백질을 만들 때 중개 역할을 하는 것이 마그네슘이다. 또한, 마그네슘은 췌장에서 인슐린을 방출하는 일이라든지, 방출된 인슐린이 혈당치를 적절하게 조절하는 등의 큰 역할을 한다. 따라서 마그네슘이 부족하면 혈당치의 적절한 컨트롤은 불가능하다.

마그네슘이 많이 들어 있는 식품은 다음과 같다. 현미, 해바라기 씨, 풋콩, 양배추, 열무, 양파, 긴 파, 호박오가리 등이다.

특히 신선한 푸른 채소는 마그네슘이 풍부하기 때문에 샐러드를 많이 먹으면 좋을 것이다. 채소를 삶으면 50%의 마그네슘이 녹아내리게 됨으로 국물을 버리지 않아야 한다.

中
風

10
철분과 헤모글로빈

몸무게 60kg의 사람에게는 체중의 0.008%에 해당하는 약 5.2g 의 철이 있으며, 마이너 미네랄 중에서는 제일 많다.

철의 가장 큰 역할은 적혈구를 만드는 일이다. 예를 들면 몸속의 철 의 75%는 헤모그로빈이라는 단백질에 포함되어 있으며, 헤모그로빈 은 적혈구를 만드는 부품으로 되어 있다. 나머지 25%는 간장과 비장 지라에 들어 있다. 헤모그로빈은 산소가 풍부한 폐에 들어와 산소를 포착하여 온몸을 돌면서 산소가 부족한 세포에 공급해 준다. 따라서 헤모그로빈은 산소를 세포에 나르는 운반 역할이다.

사람은 철이 없으면 살 수 없다. 이처럼 중요한 철이지만 실제로 철분 부족을 고민하는 사람은 세계적으로 너무나 많다. 특히 임신 중의 여성 대부분이 철 부족으로 고민하고 있다. 태아는 많은 철을 필요로 하기 때문이다.

철의 부족으로 나타나는 증상으로는 두통, 안색이 좋지 않고 피곤해지기 쉬운 것들이 있다.

철분을 효율적으로 섭취할 수 있는 식품으로는 아침에 토스트나 콘프레이크 오트밀 등 곡초류의 시리얼cereal 및 달걀이다. 그리고 콩, 호박, 구연산이 풍부한 과일과 다랑어, 방어에도 철분이 많다.

11

보인자 아연

만일 입맛이 떨어졌을 경우 아연 부족에 의한 미각 이상의 전조일 수도 있다. 아연은 건강에 무척 신경을 쓰고 있는 사람에게도 부족하기 쉬운 미네랄이다. 아연亞鉛은 납鉛과 어떤 상관관계가 있어 몸에 해로울지도 모른다고 오해하기 쉬우나 아연과 납은 아무런 관계가 없다.

아연은 모든 세포에 존재하고 있으며 효소 전체 400종류 중 200종 이상의 효소의 보인자 역할을 하고 있다. 아연은 어떤 미네랄보다도 많은 효소들을 돕고 있다.

특히 아연의 활약이 눈부신 것은 단백질의 합성이나, DNA의 복제, 남성의 기력 제고 및 정력 강화에도 아연이 필요하고, 아연은 미각세포를 성장시키는 데 있어도 절대 필요한 미네랄이다.

그러나 아연의 중요성은 그다지 잘 인식되지 않고 있었다. 게다가 아연은 파이틴phytin이라는 물질이 아연과 결합하여 흡수를 방해한다. 이 파이틴은 빵과 같은 밀가루나 인스턴트식품에 많이 함유되어 있기 때문에 일상의 식생활에서 섭취하기 쉬운 물질이다. 따라서 아연은 더욱 부족하기 쉬운 미네랄의 하나이다.

아연은 DNA가 복제될 때 필요한 효소의 보인자이기 때문에 아연이 부족하게 되면 세포 증식이 힘들어진다. 아연 부족은 혀의 미각세포의 생산에 심각한 영향을 끼친다.

미각세포의 특징은 새로운 분자와 낡은 분자가 교체되는 신진대사가 대단히 왕성한 혀에 분포되어 있으며, 맛을 느끼는 기관器官인 감각 성분이라는 것, 그리고 아연이 포함되어 있는 세포라는 것이다. 미각세포가 벗겨져 떨어져 버리면 미각기능이 파괴되는 것이다. 이것이 미각 이상의 원인이다.

예로부터 아연을 넣은 약제인 아연화 연고는 상처 치료에 매우 효과가 있다는 것으로 알려져 왔다. 상처의 치유에는 많은 단백질의 합성을 필요로 하고, 그때 활동해야 하는 효소는 아연을 필요로 하기 때문이다. 미국에서는 '사랑니'를 뺀 후 아연이 풍부한 감을 먹는 사람이 많다.

왕성한 정자나 남성호르몬인 테스토스테론testosterone을 생산하는 효소의 보인자는 아연이다. 아연은 남성을 기운차게 하고 정력을 높여 준다. 행복의 영양소라 해도 좋을 정도로서 능동적이고 일도 기운차게 하고 자식도 많이 둔다. 미국에서는 아연을 섹스 미네랄이라 한다. 녹용에 아연이 많다 하니 우리 조상의 현명함이 짐작된다.

원래 테스토스테론은 남성만의 독점물이 아니라 남녀 모두 갖고 있는 '원기와 적극성의 호르몬'이다. 아연은 테스토스테론을 만들어 남녀 불문하고 뇌를 활성화시키고 적극성을 갖게 하는 미네랄이다.

아연은 임신 중 모태에서 태아가 쑥쑥 자라도록 세포의 증식을 위해 단백질 합성을 맹렬한 속도로 진행하고 유전자를 고속으로 복제해야 하는 데 있어 커다란 역할을 해야 한다.

中
風

12
비타민 E와 아연

아연이 부족하면 강한 정자나 충분한 양의 테스토스테론이 생산되지 않는다. 단백질, 지질, 당류, 비타민 A, C, D, B₁이 들어 있는 인공 사료로 기른 쥐는 잘 성장했으나 새끼를 낳지 못했다. 그 쥐는 불임증이었다. 그러나 사료에 이스트효모나 신선한 양상추lettuce를 곁들였더니 쥐는 새끼를 낳기 시작했다. 이 먹이에 들어 있는 '새끼를 낳는 인자'는 비타민 E라는 것이 판명되었다. 비타민 E는 세포막을 지키고 강화시키는 역할을 한다. 따라서 만일 비타민 E가 부족하면 정자나 난자의 세포막이 약해지고 망가지기 쉬워진다. 임신이 잘 되지 않는 것은 당연하다. 아연이나 비타민 E가 부족하면 애가 생겨나기 어려워진다.

이처럼 아연은 인류의 생존에 관계되는 중요한 미네랄이다.

아연이 풍부한 식품으로는 감, 간, 햄, 닭고기, 달걀이다. 어패류에서는 생선, 굴, 우렁, 게에 많고, 콩, 아몬드, 호두에도 아연이 많다.

하루에 필요한 아연은 12밀리그램이지만 아연은 적은 양만이 체내에 저축될 수 있기 때문에 섭취에 신경을 쓰지 않으면 즉시 부족되기 쉽다.

5 뇌를 유연하게
만드는 식사

1

유연한 뇌를 만들어야 한다

유연한 뇌라는 것은 단순한 비유가 아니다. 뇌는 물리적으로도 인체에서 가장 부드러운 장기에 속한다. 심장, 간장, 폐 등 보통의 장기에는 단백질이 지방의 적어도 2배나 존재한다. 그러나 뇌에서는 제일 부드러운 영양소인 지방50%이 단백질40%보다도 많이 사용되고 있다. 게다가 뇌에서 사용되는 지방의 대부분은 특별히 유연한 성질의 물질이다.

이것은 뇌에서 지방이 담당하는 역할이 특이하다는 것을 의미한다. 뇌에서는 신경세포가 네트워크를 형성하여 한 세포신경에서 보내는 전달물질이 다른 세포신경으로 보내져 수용체受容體에서 받아들이는 것으로 방법으로 정보가 전달된다. 이 과정에서 수용체가 전달물질을 받아들일 때마다 가끔 신경세포의 막이 적당히 미끄러져야 할 필요가 있다.

뇌에 전달물질의 원료가 충분하게 존재해야 하는 것이 전제 조건이지만 어떤 자극에 의해 방출된 전달물질이 수용체에 들어갈 수 있을 것인가 하는 것은 신경세포 막의 유연성 여하에 달려 있다. 그리고 막의 유연성은 사람들이 어떤 지방을 섭취하는가에 따라 크게 달라지게 된다.

따라서 매일 대수롭지 않게 생각하기 쉬운 식사 메뉴의 선택이 중요하다. 예를 들면 빵에 바르는 마가린, 올리브유 중에서 어느 것으로 할 것인가의 선택 또는 포화지방이 많은 차돌박이 소고기를 먹을 것인가 아니면 불포화지방이 많은 꽁치나 전갱이를 먹을 것인가. 샐러드에는 잇꽃기름(紅花 safllowen)을 칠 것인가 아니면 아마씨亞麻仁 기름을 칠 것인가 등의 선택에 따라 뇌의 유연성은 달라지게 된다. 한때 리놀렌산linoleic acid이나 마가린을 대단히 좋아한 때가 있었으나 이것이 뇌에 어떤 영향을 끼치는 것일까. 어떤 지방이 우리의 뇌를 유연하게 만들어 줄 것인가. 그리고 뇌는 체중의 불과 2%의 무게이지만 몸 전체 에너지의 20%를 소비하고 있다. 뇌는 엄청난 대식大食을 하는 장기이다. 그런데도 뇌의 에너지원은 포도당뿐이기 때문에 포도당의 원료가 되는 밥, 빵, 국수류를 먹어 뇌에 에너지를 제대로 공급하지 않으면 안 된다. 그렇다고 해서 만일 포도당을 지나치게 많이 공급하면 뇌가 고혈당이 되고 인식 저하가 일어난다는 것도 알려져 있다.

특히 뇌에 나쁜 영향을 끼치는 것이 급격한 고혈당이다. 그렇다면 갑작스런 고혈당이 되지 않고 뇌에 안정적으로 포도당을 공급하려면 어떤 음식물을 먹어야 할 것인가의 문제가 대두된다.

뇌 자체는 기름기가 많은 성분으로 되어 있고, 에너지원은 오로지 포도당을 이용할 뿐이다. 또한, 에너지를 대량으로 소비해야 하지만 에너지를 비축하지 않는 델리케이트한 장기이다.

뇌의 신경세포는 1,000억 개나 되고, 그것들이 네트워크를 형성하여 서로 정보를 교환하고 있다. 여기에서 말하는 정보는 전기신호생물학적전기의 형식으로 신경세포 속에 전달되기 때문에 신경신호라고도 한다. 그러나 신경세포는 한 줄기의 계통으로 연결되어 있지 않다. 그리고 신경세포와 신경세포 사이는 시냅스synapse라는 동떨어진 간격이 있다. 그런데 전기 신호는 그 사이를 뛰어넘을 수가 없다. 그래서 시냅스까지 전달된 전기 신호는 화학 신호, 즉 전달물질로 바뀌어 시냅스를 건너게 되고 그와 같은 수단으로 신경세포에 정보를 전달한다.

이처럼 특정 신경세포에서 전기 신호로 만들어진 정보가 전달물질로 모습을 바꿔 시냅스를 건너 다시 전기 신호로 변화되어 신경세포를 전달해 나간다. 정보는 신경세포에서는 전기 신호로 이동하고 시냅스에서는 전달물질로 모습을 바꿔 이동한다.

신경세포 내에서의 전기 신호가 이동하는 속도는 일정하기 때문에 다양하게 변하는 마음을 만들어 낼 수는 없다. 따라서 마음은 뇌를 순환하며 돌아다니는 전달물질의 종류와 양에 의해 만들어지는 것이다.

사람들이 생각하고, 기뻐하고, 슬퍼하고, 괴롭고, 아플 때 전달물질은 뇌 속을 엄청난 속도로 달리고 돌아다닌다. 뇌를 '흥분시키는 전달물질'과 '억제하는 전달물질'의 균형에 의해 뇌의 흥분 상태는 적절하게 유지되는 것이다.

뇌의 흥분이 지나치면 불안과 불쾌감 그리고 공포감을 느끼게 된다. 반면 뇌의 흥분이 부족하면 기분이 침체된다. 이런 상태가 오래 지속되면 우울증에도 걸린다. 따라서 전달물질의 밸런스를 유지해야 한다.

뇌는 몸 전체의 사령탑과 같은 것이지만 특별한 장기는 아니다. 뇌와 신체는 우리가 먹은 영양소가 모습을 바꿔 형성된 것이다. 신경세포 전달물질도 역시 몸 속에 들어온 영양소의 변화계變化系일 따름이다.

따라서 무엇을 먹느냐에 따라 뇌는 좋게도 나빠지게도 된다.

2
지방과 질병

비만의 기본적 이유는 단순한 것으로써 에너지 섭취량이 에너지 소비량을 넘어서기 때문이다. 지방이 몸에 나쁘다는 오해는 미국인에게 비만과 허혈성 심장질환이 많이 발생하고, 그 원흉이 지방으로 지목되고 있기 때문이다. 미국인의 칼로리 섭취량은 정상적이 아니다. 그들은 하루 3,000kcal까지 먹고 있다.

일반 생활인이 하루에 3,000kcal의 에너지를 소비한다는 것은 무척 힘들기 때문에 비만은 당연하다. 미국에서 허혈성 심장질환이 많은 원인은 지방의 과다 섭취다. 과잉이 문제인 것이다. 미국인의 지방 섭취량은 총 에너지 대비 44%에 이른다. 그렇다고 지방의 섭취량이 적으면 좋은가하면 그렇지 않다. 에너지 섭취량 2,000kcal 대비 지방의 비율이 9%로 적었던 시대에 뇌혈관질환의 사망률이 제일 많았던 일본에서 지방 섭취량이 늘어남에 따라 그 사망률이 급격하게 저하되었다는 보고가 있다. 현재는 총 에너지 대비 지방의 비율은 26%로 많아져 뇌혈관질환과 허혈성 심장질환의 사망률이 낮아졌다. 이것이 현재의 일본인의 장수 비결이라 한다.

지방 섭취량이 초과되면 에너지가 과잉으로 되는 것은 피할 길이 없다. 이로 인해 미국인은 비만과 허혈성 심장질환으로 고통받는 것이다.

한편 지방 섭취량이 모자라게 되면 뇌혈관질환에 걸리기 쉽다. 지방, 단 백질, 당류는 3대 영양소이면서 중요하다는 것은 말할 필요가 없으나, 섭취량과 소비량의 균형이 무엇보다 더 중요하다.

3
지방과 뇌

총 에너지에 대한 지방의 비율이 이상적인 범위 내에서 균형을 잡게 하면 어떤 지방이라도 관계없는가 하면 그렇지 않다. 지방에는 뇌에 좋은 것과 나쁜 것이 있다. 참고로 미국인은 총 에너지 대비 지방의 이상적인 비율은 20~25%라 한다.

지방의 화학적 성질은 뇌의 구조 및 그 역할과 기능을 좌우한다. 뇌의 구조와 역할의 대표적인 것이 기억, 학습, 주의력, 인내력 등을 관장하는 수지상돌기樹枝狀突起의 발달 상황, 시냅스의 역할이 풍족하게 되는가 부족한가, 전기 신호가 누전되지 않고 전달되는가, 전달물질이 잘 생산되고 있는가, 고갈되어 있는가, 생산된 전달물질이 방출되어 다른 쪽 신경세포의 수용체에 멋지게 포착捕提되어지는가 하는 것 등이다. 이와 같은 것들은 식품으로부터 어떤 종류의 지방을 어느 정도의 양으로 섭취하는가에 크게 좌우된다.

어떤 지방을 섭취하느냐에 따라 뇌는 좋게도 되고 나쁘게도 된다.

뇌를 나쁘게 하는 것은 포화지방의 과잉 섭취다. 여기에서 명심해야 할 것은 포화지방은 세포막에게는 빼놓을 수 없는 필요 성분이다. 그러나 과잉 섭취가 문제를 일으킨다.

포화지방산은 시력에 빼놓을 수 없는 물질이라는 것은 다음과 같은 연구 결과로 밝혀졌다. 물건이 보인다는 것은 다음과 같은 이치다. 비타민 A는 옵신opsin이라는 단백질과 달라붙어 로도프신(rhodopsin: 감광성 망막색소)이라는 복합체가 되지만, 이것이 가시광선에 의해 다시 비타민 A로 되돌아온다. 이때의 변화가 신호로 되어 뇌에 전달된다. 포화지방산의 팔미틴palmitin산은 비타민 A와 옵신을 탈착시키는 스위치 역할을 한다.

포화지방의 성분은 포화지방산이다. 포화지방산은 모든 탄소와 탄소가 한 개의 손으로 연결된 1중결합으로 되어 있다. 이것에 비해 탄소와 탄소가 두 개의 손으로 연결된 2중결합을 하고 있는 것이 불포화지방이다.

포화지방의 대표는 팔미틴산이고, 라드lard, 소기름hetto, 버터, 로스트용 소, 돼지고기와 갈비 등에 포화지방산이 많고 그것을 동물성 포화지방이라 한다. 포화지방은 상온에서도 고체이고 피하지방은 전형적인 동물성 포화지방이다.

한편 불포화지방산의 대표는 오레인산, 리놀산, 생선 기름의 DHADecosa Hexaenoic Acid 및 EPAEicosa Pentacenoic Acid 등 액체로 되어 있는 것들이다.

동물에게 일정 기간 지방을 먹인 후 학습 능력을 테스트하는 것으로 뇌에 미치는 지방의 영향을 판단한다. 동물의 학습 능력은 미로 속에 들어 있는 동물이 출구를 찾기까지 걸리는 시간으로 판정한다.

포화지방인 돼지기름을 많이 먹은 쥐는 콩기름이나 해바라기유 등 2중 결합이 여러 개 있는 불포화지방산을 먹은 쥐보다 미로 탈출 실험에서 성적이 나쁘다는 보고가 있다.

지방의 총 에너지에 대한 비율을 40%에서 10%로 변화시켜 먹이를 3개월 동안 쥐에게 먹이고 학습 능력을 측정한 결과 포화지방 함유량을 많이 먹은 쥐는40% 최하의 성적이었고, 지방 함유량 10%를 섭취한 쥐는 최고의 성적이었다.

또한, 쥐의 학습 능력은 포화지방산의 양이 많을수록 저하되었다. 그리고 충격적인 것은 총 에너지 10%를 포화지방으로 섭취한 동물은 아무런 학습을 하지 못하는 것으로 나타난 것이다. 동물의 실험 결과 포화지방의 먹이를 계속적으로 제공한 후 뇌에 좋다는 불포화지방산을 먹어도 두뇌가 예전 상태로 돌아오지 않는다는 것이었다.

미국인의 식사에서는 총 에너지에 대한 포화지방의 비율이 11%이다. 최근 미국 젊은이의 학습 능력이 형편없이 떨어지고 있다. 미국 노인에게 치매가 급증하고 있다는 것은 식사에서 섭취한 포화지방이 뇌에 축적된 결과로 생각하지 않을 수 없다. 햄버거, 프라이드 치킨, 피자의 포화지방은 조심해야 할 것이다.

부 록

중풍, 이것이 궁금하다

1. 중풍이 올 때, 남자는 왼쪽에 오고 여자는 오른쪽에 오면 중풍이 빨리 낫는다고 하는데 그 말이 사실인가?

한의학에서 남좌여우男左女右라는 이론이 있다. 즉 남자는 왼쪽으로 기를 주관하고, 여자는 오른쪽으로 혈을 주관한다는 뜻이다. 그러나 마치 이런 식으로 중풍이 많이 오고, 회복 또한 빠르지 않은가 하는 생각을 일반인들이 가지고 있다. 하지만 반드시 그런 것은 아니며 단지 뇌혈관의 어느 곳에 손상이 되는가에 따라서 달라지는 것으로 이 말은 경험상 맞지 않다.

2. 혈압약을 한 번 먹기 시작하면 평생 먹어야 하나?

꼭 그렇지는 않다. 경과가 좋고 혈압이 안정되어 복용량을 줄이거나 아예 끊는 경우도 있는데, 항상 가정이나 병원 등에서 정기적으로 체크를 해야 한다. 그러나 환자 자신의 임의적인 생각으로 함부로 약을 끊으면 절대 안 된다. 또한, 이에 걸맞게 식생활이나 일상생활도 주의해야 한다.

3. 중풍으로 입원 중이거나 퇴원 후 재활치료는 어느 정도가 적당할까?

환자의 상태와 치료 경과에 따라 정도는 다르지만 보통 3개월에서 1년 정도는 꾸준히 치료받아야 한다. 또한, 심장이나 혈압이 불안정한 경우는 무리하면 오히려 역효과가 날 수 있다. 문제가 있을 때는 담당 의사와 자주 연락을 하여 환자의 상태에 따라 조절해 줘야 한다.

4. 약간의 술은 중풍을 예방하는 데에 도움이 된다고 하는데 어느 정도가 적당할까?

술은 약도 되고 독도 된다고 한다. 그러나 특별히 고혈압이나 중풍에 좋은 술은 없다. 모든 알코올은 혈압과 맥박 등 생체 리듬을 불규칙하게 한다. 다만 소량의 술은 그 따뜻한 성질로 인하여 인체의 기혈 순환을 도와준다. 그러므로 담당 의사와 상의하여 치료적 차원에서 마실 수 있다. 사람에 따라 다르나 보통은 하루에 맥주 2병 또는 소주는 2잔 정도이며, 횟수는 1주일에 2~3회가 적당하다고 할 수 있다.

5. 중풍은 주로 고혈압인 사람에게 많이 온다고 하던데, 저혈압인 사람도 중풍이 올 수 있는가?

저혈압인 사람도 노화가 되면 뇌혈관에 동맥경화가 올 수 있기 때문에 중풍이 올수 있다.

저혈압인 사람은 대체적으로 뇌출혈보다는 뇌경색이 많다. 다만 고혈압인 사람에 비해 중풍에 걸릴 위험성은 적다. 증상이 없는 저혈압이라면 문제가 없지만 기타 한방적인 진단상 문제가 있다면 한방중풍 검진센터를 통해 나온 검사를 토대로 몸에 맞는 한약 등을 투여하여 미리 예방하는 것이 중요하다.

6. 중풍으로 입원했다가 퇴원 뒤에는 담배를 피워도 되나?

술과는 달리 담배는 백해무익한 기호품이다. 특히 니코틴이라는 성분은 혈관을 수축시키고, 혈압을 높이고, 혈액 속의 지방산이나 콜레스테롤을 증가시켜 심근경색이나 동맥경화를 진행시킨다. 더욱이 뇌의 피 순환을 나쁘게 하여 중풍 재발률을 높이므로 끊는 것이 가장 현명하다.

7. 중풍에 좋은 한방 차로는 어떤 것이 좋을까?

한방 차는 인체 기혈의 흐름을 좋게 하고 체력을 증강시키는 장점이 있다. 다만 오랜 기간 꾸준히 마셔야 효과가 있다. 차는 하루에 3~4회, 한 번에 한 잔 정도가 적당하다. 각각의 한방 차는 다음과 같은 효능이 있다.

- 구기자차: 중풍, 고혈압, 당뇨에 좋다.
- 갈근차: 고혈압, 두통에 효과가 있다.
- 오미자차: 머리를 맑게 한다.
- 생강차: 혈액순환에 좋다.
- 대추차: 소화기관을 튼튼히 한다.
- 결명자차: 시력을 좋게 하고 강압 작용이 있다.
- 감잎차: 감기와 성인병 예방에 좋다.
- 솔잎차: 혈관벽을 튼튼하게 한다.
- 두충차: 혈압을 안정시킨다.

8. 뽕잎차가 중풍 예방에 도움이 된다는 말이 있는데 맞는지?

한의학 서적에 보면 뽕나무 가지또는 잎사귀 차를 오랫동안 마시면 중풍의 치료에 좋고, 또한 풍의 조짐도 막을 수 있다고 되어 있다. 최근의 실험 보고에 의하면 뽕나무 가지와 잎, 뽕나무 뿌리 껍질이 동맥경화를 예방하고 치료하며, 중풍을 일으키는 뇌 혈관의 변성을 막아 준다는 것으로 알려져 있다.

뽕나무 잎은 첫 서리가 내린 다음에 따서 햇볕에 말려 사용하는데, 뽕나무 잎은 몸에 열이 많은 사람의 중풍을 예방하고 열을 내려주며, 두통을 치료하고 눈을 맑게 한다.

뽕나무 뿌리의 껍질을 한약명으로는 상백피라고 하는데 뽕나무 뿌리 껍질의 코르크층을 제거한 비늘 같은 껍질을 말한다. 껍질은 몸에 열이 많은 사람의 열을 내려주는데 이로써 급작스런 중풍 발작을 막아 준다.

9. 중풍의 재발은 막을 수 있을까?

중풍으로 쓰러진 뒤 간신히 생명을 건지고 재활치료를 통해 걷게 되었다 하더라도 항상 재발을 걱정하지 않을 수 없다. 뇌경색이 뇌출혈보다는 재발률이 약간 높은 것으로 알려지고 있다. 보통 재발 기간은 발병 후 1~2년에 가장 많이 발생한다고 한다. 이때가 되면 병에 대한 두려움도 잊고 음식이나 운동 등에 방심하며 심지어 술과 담배를 시작하여 과로 및 불규칙한 생활습관을 가지게 되며, 약 복용도 제대로 지키지 않아 재발이 되는 경우가 많다.

《동의보감》에 보면 중풍은 낫더라도 반드시 재발되며, 재발이 되면 반드시 심하게 오므로 한약과 침으로 조절하고 특히 가장 멀리 해야 할 것이 과도한 성생활이라고 했다. 평소 일상생활에 큰 불편함은 없더라도 1년에 한두 번은 정기적인 진찰을 꼭 받도록 해야 한다.

10. 중풍이 발병한 후 어느 정도 좋아져야 사회 복귀가 가능할까?

중풍의 예후를 결정하는 요소는 중풍의 종류, 병소 부위 및 크기, 선행 질환의 정도, 평소의 건강 상태, 나이, 그리고 급성기와 회복기에 어떻게 치료를 했느냐 등에 따라서 달라지므로 한마디로 예후를 단정하기는 대단히 어렵다.

일반적으로 치료 2~3개월이면 50~60%, 6개월이면 대략 70~80% 정도의 환자가 부축 보행 내지는 독자 보행을 하며 혼자서 세수하고 옷 입고 용변을 보는 등의 일상생활 동작이 가능해진다

통계적으로 중풍 환자의 반신불수, 언어장애 등 후유증의 회복 정도는 10% 정도가 완치되는 반면 10% 정도는 거의 호전되지 않고, 나머지 80%는 치료 여부에 따라서 거의 회복되거나 또는 어느 정도의 후유 장애가 있어도 일상생활을 하는 데 지장이 없는 정도가 되는 등 그 결과와 예후는 다양하다.

뇌졸중 발병 후, 급성기를 지나 퇴원해서부터 가정에서 재활요법의 효율적인 치료 유무에 따라 환자의 장래 사회 복귀에 상당한 영향을 미치기 때문에 퇴원 후 가능하면 1~3개월은 자택 요양을 하고 나서 사회에 복귀하도록 환자 자신과 가족이 하나가 되어 노력하는 것이 필요하다.

11. 중풍과 관련하여 목욕이나 사우나의 횟수는 어느 정도가 적당할까?

한증막과 목욕탕의 뜨거운 기운으로 꽉 차 있는 곳에서 열을 받으면 자율신경을 흥분시켜 혈압이 오를 수 있다. 탈의실로 나가면 심한 온도의 차이 때문에 고혈압 환자들은 이럴 때 뇌출혈이 올 수 있다. 따라서 목욕

이나 사우나는 주의해서 해야 되며 혈압이 낮고 심장이 튼튼한 사람이라고 해도 식후 1시간 30분에서 2시간 이내에 하는 것은 피해야 한다.

한증의 온도는 60~70도가 적당하며 시간은 10분 내지 15분 정도 하며 30분을 넘기지 않아야 한다.

보통 1주일에 1~2차례가 적당하다. 그러나 중풍 환자가 사우나를 하는 것은 삼가야 한다.

12. 뜸과 침 등의 한방치료는 언제까지 받아야 할까?

중풍의 발병으로 갑자기 쓰러져서 인사불성이 되거나, 코를 골며 자꾸 자려고 하는 등의 의식장애와 목에서 가래가 끓고 언어장애 및 반신수족의 마비 등의 증상이 나타나는 급성기에는 병이 진행되는 경우가 많고, 그에 따라 생명에 위협을 받는 시기이므로 우선 침과 뜸으로 응급 치료를 해야 한다.

그리고 급성기를 지나 환자가 안정되고 중풍으로 인한 여러 증상들이 회복되는 시기에는 병증이나 체질에 따른 침구치료와 약물치료를 꾸준히 해야 되며, 환자의 회복 상태에 따라 꾸준히 치료하는 과정에서 기간 여부가 결정날 수 있다. 보통은 3개월에서 6개월 정도 치료를 받아야 하는데 퇴원 후 1개월 정도는 1주일에 3회, 그다음 1개월 정도는 1주일에 2회, 그 이후에는 1주일에 1회 정도씩 침치료를 받는 게 좋다.

13. 우황청심환을 장기 복용하면 부작용이 생길 수 있나?

우황청심환은 중풍에 걸려서 인사불성이거나 담이 목에 걸려서 숨을 제대로 쉬지 못할 때, 손발에 힘이 없고 가슴이 두근거릴 때, 뒷목이 뻣뻣하고 손발이 저릴 때 사용되며 일반적으로 중풍 초기에 사용되는 구급약이다.

보통 중풍 초기, 즉 혈압이나 맥 등이 안정기를 찾을 때까지는 하루 2알을 복용하고 이후 1~3개월까지는 하루 1알을 복용하는데 장기 복용 시는 한의사와 반드시 상의하고 복용 여부를 결정하는 것이 좋다. 우황청심환은 차가운 성질을 많이 가지고 있으므로 사람에 따라서는 장기 복용을 하게 될 때 부작용이 나타날 수 있다.

14. 중풍에 오리고기가 좋다고 하는데 사실인가?

오리는 성질이 서늘하여서 몸에 열이 많고 입이 마르며 성질도 급하고 소변도 자주 보는 등의 사람에게 하루 100~200g 정도 먹으면 효과가 있다.

따라서 몸에 열이 많고 고혈압인 사람이 오리고기를 먹는 것은 큰 문제가 없으나, 몸이 차고 설사를 자주 하는 등의 사람에게는 오히려 해가 될 수 있다. 오리고기를 전문가의 조언 없이 치료의 목적으로 사용한다면 자칫 해를 자초할 수 있다

오리고기는 허약한 것을 보해 주고 수종, 경간, 열창 등을 없애 준다. 머리가 파란 오리가 좋다. 또한, 어린 것은 독이 있으며 늙은 것이라야 좋다.

15. 보신탕은 어떤 중풍에 좋은가?

개는 오리와는 달리 성질이 따뜻하여 몸이 차고 추위를 많이 타고 소화기가 약한 사람이 먹으면 효과가 있고, 오히려 혈압이 높고 열이 많으며 변비 등이 잘 오는 체질에는 해가 될 수 있다. 이도 역시 한의사와 상담하여야 하며 남용하여 오히려 해가 되지 않도록 주의해야 한다. 그리고 마늘과 같이 먹으면 원기를 손상시킨다.

16. 중풍에 사골 국물이나 곰탕은 먹어도 될까?

사골 국물이나 곰탕은 먹어도 된다. 단 사골 국물이나 곰탕은 기름기가 많은 음식이므로 일단 식힌 후 위에 뜨는 기름을 완전히 제거한 후 먹는 것이 좋다. 사골이나 곰탕은 병후의 허약함을 보해 주며 근골을 튼튼하게 하여 중풍에 의해 기력이 허약하거나 퇴행성 관절염, 골다공증이 있는 환자에게 좋다. 그러나 중풍의 초기나 고지혈증, 결석이 있는 사람은 먹지 않는 것이 좋다

17. 당뇨가 심한데 중풍에 걸렸다. 한방치료가 가능한가?

당뇨병은 중풍과 별개의 것이 아니라 당뇨병을 오래 앓다 보면 결국 그 합병증의 하나로 동맥경화와 함께 중풍이 오게 되는 것이다. 따라서 중풍을 치료할 때 당뇨의 관리가 매우 중요하다. 실제 경구혈당 강하제나 인슐린 등과 한방치료를 병행했을 때 혈당치의 조절이 더욱 잘되는 경우를 많이 접할 수 있다.

당뇨는 일종의 소모성 질환으로 영양분이 체내에서 계속 빠져나가게 되어 환자는 많이 먹는데도 계속 허약해지게 된다.

결국 이러한 부분을 한약으로 보충해 주면서 치료를 진행해 가는 것이 당뇨의 관리에 많이 도움을 준다. 그리고 많은 경우에서 체질에 맞는 치료와 약침 등의 치료를 통해서 오랫동안 복용해 오던 혈당 강하제의 용량을 점차 줄이게 되고 마침내 식이요법과 운동요법만으로 조절이 가능할 정도로 당뇨가 치료되는 경우도 볼 수 있다.

결국 한방치료를 통해서 당뇨가 더 잘 조절이 되고 따라서 중풍의 치료에 더 도움이 되는 것이다.

18. 중풍에 걸려서 병원에서는 수술을 하라는데 어떻게 해야 하나?

대부분의 중풍은 수술이 필요 없는 경우가 많다. 뇌출혈의 경우에 있어서도 물론 수술을 받아야 하는 경우가 있지만 대부분은 수술적 치료보다는 보존적 치료를 했을 때 오히려 후유증의 정도가 훨씬 적음을 볼 수 있다.

수술을 받게 되면 물론 생명을 구하는 데는 도움을 줄 수 있을지라도 수술을 하는 과정에서 정상적인 뇌조직을 많이 손상시키기 때문에 실제로 후유증이 더 많이 남게 되므로 가능하면 수술을 받지 않는 것이 회복에 도움을 준다.

그러나 다음의 경우에는 반드시 수술 치료를 받는 것이 좋다. 반드시 수술을 받아야 하는 경우로는 첫째, 지주막하 출혈이다. 지주막하 출혈은 수술을 하지 않을 경우 재출혈의 가능성이 매우 높으며 재출혈이 되었을 때는 사망률이 70% 이상에 달하는 것으로 꼭 수술을 받는 것이 좋다.

둘째, 경막하 출혈로 이 경우도 수술로써 혈종을 제거해 주는 것이 바람직하다.

셋째, 동정맥기형이 있을 경우에도 역시 수술을 하지 않을 경우 재출혈의 위험이 많으므로 이런 경우도 수술 치료를 받는 것이 좋다. 이외의 경우에도 수술적 치료가 도움이 되는 경우가 있는데 뇌경색보다는 뇌출혈의 경우가 많다. 뇌출혈의 경우에 있어서는 출혈의 양과 위치, 그리고 환자의 상태가 수술을 고려하는 중요한 요소이다.

출혈량이 많다고 하더라도 환자의 의식이 명료하고 뇌압항진의 증상두통, 어지러움, 메스꺼움, 구토, 목이 뻣뻣함 등이 없다면 수술을 피하는 것이 더 좋다.

19. 은행잎 제제가 중풍을 예방한다는데 맞는가?

은행잎을 추출하여 알약으로 만든 제품이 한때 선풍적인 인기를 끌었고, 지금도 꾸준히 판매되고 있다. 은행나무의 성질은 따뜻하다. 맛은 달고 쓰며 약간 텁텁하다. 은행나무의 씨앗은 만성 기관지 천식의 기침을 억제하고, 호흡 곤란을 치료한다.

그래서 옛날부터 한방에서는 만성 기관지염과 기침과 가래가 심할 때 은행을 살짝 볶아 한약재로 사용하고 있다. 그리고 은행잎은 예부터 가슴이 답답하고 아프거나 가슴이 두근거리는 등의 증상을 치료하는 데 쓰여 왔는데 이는 현재의 의학으로 보면 협심증 내지는 심장질환과 유사한 증상이라 할 수 있다.

실제로 은행잎에서 추출되는 성분 중 flavonol과 ginkgetin이라는 성분은 몸 속의 콜레스테롤을 떨어뜨리고 혈압을 낮추는 작용을 하여 고혈압 당뇨병 심장병 등의 성인병의 예방과 치료에 보조요법으로 쓰인다.

따라서 중풍 예방을 위해서 40대 후반의 장년층들이 이 은행잎 제제를 꾸준히 복용하는 것은 바람직한 일이라 하겠다.

20. 지렁이 분말제가 중풍을 예방하는 데에 도움을 줄 수 있나?

지렁이의 한약명은 구인蚯蚓이라 하는데, 토룡이나 지룡으로 부르기도 한다. 구인은 옛부터 고열이 나고 날뛰는 증상이나 중풍으로 인한 반신불수 등을 치료하는 데 사용해 왔다. 지렁이의 주성분은 룸브리키나아제인데 혈전을 녹여 주기 때문에 주로 혈전성 혈액순환 장애에 사용된다. 따라서 혈관이 튼튼한 사람이 지렁이 분말 제제를 꾸준히 사용하게 되면 뇌혈관이 막혀서 오는 중풍을 막을 수 있다.

복용 방법은 하루에 6~12g 정도를 달여서 먹거나 가루약, 알약 형태로 먹으면 된다. 현재 우리나라에서는 지렁이를 가루약으로 만들어 판매하는 것도 있다.

민간에서는 지렁이를 달여서 탕으로 마신다. 그러나 지렁이는 성질이 차기 때문에 비위가 약하고, 열이 없는 사람은 먹지 않는 것이 좋다.

21. 심장이 안 좋으면 정상인보다 중풍이 더 잘 올 수 있나?

대체로 그렇다고 할 수 있다. 심장이 안 좋으면 혈압의 이상을 초래하고 허혈이 생겨 혈전이 잘 생긴다. 그러면 이러한 혈전들이 혈관을 돌아다니다가 뇌로 가서 막히게 되면 중풍을 일으키게 된다. 따라서 심장이 좋지 않으면 중풍이 올 가능성이 그렇지 않은 경우보다 높다고 볼 수 있다.

22. 어느 계절에 중풍이 잘 걸리나?

중풍은 계절에 상관없이 오지만, 특히 걸릴 가능성이 높은 계절이 있다. 겨울에는 추워서 혈관이 수축하고 있기 때문에 다른 계절보다 뇌경색이 올 가능성이 높다고 할 수 있다. 그래서 추운 곳에 노출시키지 않는 것이 좋다.

그리고 환절기에도 역시 중풍이 올 가능성이 높은데, 환절기에는 우리 몸이 외부 환경의 변화에 잘 적응하지 못하여 쉽게 피로하고 허약해지기 쉬우며, 기혈이 순환하는 것에 장애가 생기게 되고 이로 인해 중풍에 걸릴 가능성이 높아진다고 할 수 있다. 따라서 이러한 환절기에 건강관리를 더욱 신경 써야 하며 적당한 운동과 충분한 영양을 섭취하여 외부 환경의 변화에 대항할 수 있는 스스로의 힘을 키워야 한다.

23. 중풍은 불치병인가?

중풍은 무서운 병이지만 불치병은 아니다. 가볍게 온 경우에는 완치가 가능하며, 적절한 시기에 적절한 치료를 받는다면 충분히 치료가 가능하다.

하지만 사람에 따라 다양한 육체적, 정신적 후유증을 남기는 경우가 있으며, 따라서 이후에는 꾸준히 후유증을 관리하며 중풍의 재발 방지를 위한 치료를 받는 것이 매우 중요하다 하겠다. 결국 중풍은 환자 본인의 노력에 따라 충분히 완치 내지는 회복이 가능한 병이다.

24. 중풍 환자에게 딸꾹질이 심하게 나타나면 어떻게 해야 하나?

① 설탕 한 스푼을 먹고, 혀의 윗면에 두면 혀의 신경 말단이 단맛으로 채워져 이 강한 단맛으로 대개는 딸꾹질이 멈출 수 있다.
② 손가락을 두 귀에 넣기
③ 깜짝 놀라게 하기
④ 물을 마시기
⑤ 혀를 당기기
⑥ 입천장 간지르기
⑦ 숨을 일시적으로 멈추기
⑧ 제산제 - 마그네슘이 들어 있는 제산제는 딸꾹질을 멈추게 한다.
⑨ 천천히 식사하기
⑩ 과식을 삼가야 한다.

25. 비만한 사람이 그렇지 않은 사람보다 중풍에 잘 걸리나?

비만하면 뇌졸중이 잘 생긴다고 알고 있는 분이 많다. 비만한 사람은 혈압이 높아지기 쉽고, 당뇨병에 잘 걸리며, 고지혈증도 잘 걸리게 된다. 그리고 이러한 여러 가지 이유로 인해서 중풍에 걸릴 가능성이 비만하지 않은 사람보다 훨씬 높다고 볼 수 있다.

그러나 비만하다고 해서 꼭 뇌졸중, 중풍에 걸리는 것은 아니다. 고혈압, 당뇨병이 없고 고지혈증도 없는 사람이 단지 비만한 사람의 경우는 중풍에 걸릴 가능성이 다소 떨어진다고 볼 수 있다.

하지만 어쨌든 비만 자체가 뇌졸중의 직접적인 위험인자라는 연구 결과가 나와 있으며 이런 환자일수록 중풍의 위험인자가 되는 각종 성인병에 대해 더 경각심을 가지고 건강관리를 해야 하겠다.

26. 중풍 환자가 커피를 마셔도 되나?

커피를 마시는 습관은 뇌졸중 발생과 별 관계가 없으며 뇌졸중에 걸린 환자라도 하루 1~2잔의 커피는 마셔도 된다. 그러나 카페인은 중추신경 흥분작용, 호흡, 강심작용, 이뇨작용 등이 있어 하루 4~5잔 정도로 커피를 많이 마시면 혈압이 오를 수 있으며 심장병의 위험도 증가하므로 주의해야 한다. 또한, 당뇨병이 있거나 비만한 사람은 커피에 설탕이나 프림을 넣는 것을 삼가는 것이 좋겠다.

27. 중풍도 유전병인가?

부모가 중풍에 걸렸다고 그 자식들이 반드시 중풍에 걸리는 것은 아니지만 중풍에 걸릴 확률이 높아진다. 즉 중풍은 유전적인 경향을 가지고 있는 질환이다.

중풍을 유발하는 인자 중에 식이 습관이나 고혈압, 당뇨 등은 가족력과 관계가 많이 있으며 이러한 위험인자들의 유전적 경향성이 중풍의 유전적 경향을 결정하는 중요한 요인이라 하겠다. 하지만 부모가 중풍에 걸리지 않았다고 해서 안심할 수 있는 것은 절대 아니다. 실제로 가족력이 없는 중풍 환자도 상당히 많으며 무엇보다도 정기적인 건강검진을 통해 여러 가지 성인병과 중풍을 예방하는 데 주의를 기울여야 한다.

28. 소아의 중풍도 한방치료가 가능한가?

많은 사람이 중풍은 노인의 병이라고 생각하고 있다. 확실히 중풍의 발병 연령을 보면 지주막하 출혈을 빼고는 60세 이상의 사람에게 많이 일어나고 있다.

그러나 최근의 중풍 입원 환자들을 보고 있으면 40세, 50세의 한창 일할 사람에게도 많고 또 세계적인 통계를 보아도 40세 이하의 젊음 사람에게도 중풍이 일어나고 있다. 그러나 젊은 사람들에게 일어나는 중풍과 중년 이상의 사람에게 일어나는 중풍과는 그 원인에 있어 다소 차이가 있다. 젊은 사람의 뇌졸중은 반드시 고혈압이나 동맥경화가 원인이 아니고 그 종류도 고령자와는 반드시 같지는 않다. 아이들이나 젊은 사람에게 비교적 많이 일어나는 중풍에는 모야모야병과 같은 것이 있다.

그리고 이러한 소아의 중풍의 경우라 하더라도 한의학적으로 진단하고 그에 해당하는 적절한 한약 복용과 침치료, 뜸치료 등으로 증상의 개선 및 호전이 될 수 있다.

29. 집에서 중풍으로 쓰러지면 먼저 어떻게 해야 하나?

먼저 처음 발병하여 환자가 의식장애가 있으면 가능한 빨리 병원으로 옮겨야 한다. 만약 환자 이송에 어려움이 있다면 119구조대에 연락을 취하여 도움을 받으면 된다.

하지만 병원에 도착하기 전에 해야 할 응급처치는 우선 당황하지 말고 환자를 바르게 눕히고 안정된 분위기를 만들고 가능한 한 움직이지 않게 한다.

호흡, 심장박동을 관찰하여 호흡장애가 있으면 머리를 뒤로 젖히고 턱을 들어 올려 환자의 기도를 통하게 하고 심장박동이 없으면 심장 마사지를 통해 혈액순환을 유지하도록 해야 한다.

중풍으로 손발에 마비가 오면 한쪽의 혀나 목구멍에도 마비가 발생하여 음식을 잘 삼키지 못하게 되므로 함부로 음식물이나 약물을 주지 않도록 해야 한다.

만약 뇌압이 올라가 구토를 하게 되면 구토물이 입안에 고여 기도를 막아 질식 상태에 빠질 수 있으므로 구토를 하면 환자의 얼굴을 옆으로 돌려주거나 몸을 옆으로 돌려 재빨리 구토물을 제거해 주고 입안에 고이지 않게 해야 한다.

높은 베개는 혀가 목구멍을 막아 질식할 수도 있으므로 베개는 낮게 하고 옷은 느슨하게 풀어 준다. 만약 경련이 있으면 혀를 깨물 수도 있으므로 수건이나 작은 막대에 거즈나 헝겊을 말아 입에 물려 준다.

그리고 잘 소독된 침으로 환자의 열 손가락 끝을 찔러 피를 내게 하고, 입으로 먹을 수 있는 상황이면 우황청심원을 물에 개어 먹이도록 한다. 만약 병원에 도착하거나 구급요원이 도착하면 언제 어떻게 발병했는지를 자세히 알려 주고 발작을 일으킬 때의 증상을 설명해 주고 환자가 그동안 앓아 온 질병이나 최근 먹고 있는 약물 등을 알려 주어 진단과 치료에 도움이 되도록 한다.

30. 혈압이 높은 사람도 운동이 좋은가 ? 좋다면 어떤 것이 좋고 운동 시 주의점은 무엇인가?

① 가벼운 운동에서 강도를 올려간다.

② 정신적, 육체적으로 안정되어 있고 환경이 좋을 때 운동을 한다.

③ 운동 후 너무 뜨거운 물 샤워는 좋지 않다.

④ 규칙적 운동이 중요하다.

⑤ 운동 시간은 15~20분

31. 어떤 사람이 중풍에 잘 걸리나?

중풍 발생의 위험인자로는 고령, 남성, 고혈압, 심전도 이상, 당대사 이상, 고요산 혈증, 고콜레스테롤 혈증, 저HDL콜레스테롤 혈증, 고피브리노겐 혈증, 다혈증, 혈소판 증대, 출혈성 소인, 혈액점조도 상승, 비만, 끽연, 알코올 등이다. 결국 나이를 먹으면 먹을수록(드물게는 젊은 사람이나 아이들에게도 뇌졸중 발작이 일어나지만) 그리고 여성보다도 남성 쪽이 또 혈압이 높은 사람이나 심전도에 이상이 보이는 사람, 당대상의 이상이나 당뇨병이 있는 사람, 혈액 속의 요소나 피브리노겐 등의 검사치가 높거나 혈액 농도가 짙은 사람일수록 중풍이 되기 쉽다. 또 일상생활에서 보면 알코올이나 담배를 피우는 사람일수록 중풍 발병의 위험도가 높다고 말할 수 있다.

32. 냉온욕은 정말 중풍 예방에 좋은가?

냉온욕이란 목욕 시 냉탕과 온탕을 반반씩 교대로 들어가는 것인데, 이것은 피부미용뿐 아니라 혈관의 확장과 수축운동을 일으키면서 혈액순환에 도움을 줄 수 있다.

따라서 정상적인 건강 상태를 유지하고 있는 사람이나 고혈압 등의 위험인자가 없는 사람에게는 중풍의 예방 및 전체적인 건강을 유지하는 데 많은 도움이 될 것이다. 하지만 고혈압이나 동맥경화, 그리고 심장질환을 심하게 앓고 있는 사람의 경우 냉온욕은 오히려 심장에 부담을 주고 급격한 온도 변화로 탄력을 잃은 동맥에 무리를 주어서 오히려 중풍의 위험을 가중시키는 결과를 낳을 수 있으므로 무조건 약이 된다는 식의 생각은 좋지 않다.

33. 평소에 간이 나빠서 고생하던 사람인데 중풍에 걸렸다. 이런 경우에는 어떻게 치료를 해야 하나?

간이 나쁜 경우로 흔히 간염, 지방간, 간경화 등을 들 수 있는데 한약과 침 등으로 중풍 치료를 하면서 간에 대한 치료도 겸할 수 있다. 중풍으로 입원한 환자 중에서도 생화학적 검사상 간기능에 이상이 있는 분들도 많다.

하지만 이런 분들도 체질에 맞는 한약과 전반적으로 체내 기능을 보강해 주는 치료를 병행함으로써 얼마 후에는 간기능 검사상으로도 정상으로 돌아온 경우를 많이 볼 수 있다.

간이 나쁘면 한약을 복용하면 안 된다고 하는 사람이 많지만, 실제로 많은 임상 예에서 알 수 있듯이 간기능이 나빴던 중풍 환자도 체질에 맞는 적절한 한방치료를 통해서 중풍과 함께 간기능까지 회복되는 경우가 많이 있다.

34. 손발이 저리면 중풍 전조증으로 보아야 하는가?

중풍 전조증이란, 중풍이 발병되기 전에 국소적이거나 전신적으로 경미하고 부정기적인 증상이 단기적 또는 장기적으로 나타나는 증상을 말한다. 한의학에서는 중풍의 전조증에 대해서 이렇게 말하고 있다.

엄지손가락과 둘째 손가락이 저리거나, 감각이 떨어지는 사람, 혹은 팔다리에 힘이 없는 사람, 근육의 움직임이 부자연스러운 사람 등은 3년 이내에 중풍이 발병한다고 말을 하고 있다.

그러나 혈액의 순환 부전으로 인한 저림도 있을 수 있으므로, 단순히 손발이 저리다고 해서 꼭 중풍의 전조증이라고는 할 수 없다. 또 목이나 허리의 신경이 디스크에 의해서 눌리거나, 그 신경들이 어떤 원인에 의해 자극을 받게 되어도 같은 증상이 나타날 수 있다.

이처럼 손발이 저린 증상이 여러 가지 원인에 의해 일어날 수 있으므로 이러한 증상이 나타나면 가까운 병원이나 한의원, 한방병원 등에서 자세한 진찰을 받아볼 필요가 있다.

35. 안면마비가 온 사람은 중풍이 오나?

안면신경마비를 한방에서는 구안와사라고 하는데, 이 질환은 병명이 시사하듯이 입과 눈이 그 관계된 신경의 마비로 인하여 얼굴의 어느 한 쪽으로 마비되거나 삐뚤어지는 것을 말한다. 이러한 안면마비는 원인에 따라 중추성과 말초성으로 나눌 수 있다. 이는 마치 정전이 될 때 원인이 발전소에 있느냐, 아니면 집 근처의 전기선에 문제가 있느냐에 따라 고치는데 필요한 노력이 달라지는 것과 같다.

말초성인 경우 신경과로나 갑작스럽게 차가운 바람을 많이 쐴 때 자주 발병한다. 이러한 원인으로 인한 말초성 안면마비는 중추, 즉 뇌에는 영향이 없고, 단순한 말초신경의 문제이기 때문에 손발이 마비되는 중풍과는 다른 질병이다. 또한, 환자의 70~80% 정도는 조기에 치료하면 그 예후도 양호한 편이다.

중추성 안면마비는 중풍으로 인해 부수적으로 발생되는 경우가 많다. 그러므로 안면의 증상뿐 아니라 말이 어둔하든지, 손발이 힘이 없거나 저린 것 같은 중풍의 전형적인 증상이 같이 동반되는 경우가 많다.

이러한 경우는 중추, 즉 뇌 안이 손상을 받아서 말초 쪽으로 그 증상이 나타난 것이므로 그 원인 치료가 더 중요하다. 이럴 때에는 반드시 중풍 치료와 겸하여야 하며 난치일 경우도 있으나, 좀 장기 치료를 받으면 그 치료가 가능하다.

따라서 안면마비라고 해서 반드시 중풍이 온다고는 볼 수 없으며, 말초성의 안면마비는 중풍과는 관련이 없다고 볼 수 있다. 그러나 말초성과 중추성의 구분은 쉽지 않은 것이라서 전문의에게 직접 진찰을 받아 진단을 받는 것이 가장 정확하다.

36. 눈이 떨리거나 손발이 떨리면 중풍이 오는 건가?

단순히 눈이나 손발만 떨리는 것과 중풍과는 구별을 해야 한다. 흔히 사람들은 손을 떨거나 눈이 떨린다고 하면 중풍을 먼저 생각하게 된다. 하지만 파킨슨병이나 본태성 진전증 또한 평소에 과음을 하셨던 분들에서도 이러한 증상이 나타날 수 있다. 그리고 신경을 많이 썼거나 과로한 경우, 눈꺼풀이 떨리거나 미세하게 손발이 떨리다가 휴식 후 소멸되는 경우도 있는데 이런 것은 중풍과는 거리가 멀다.

파킨슨병이란 50~60대 이후에 생기는 병으로 손발을 떨며 동작이 느려지고 표정이 없어져 잘 웃지 않게 되는 것으로, 걸을 때 자세가 구부정해지고 좌우 팔을 부드럽게 흔들지 못하며 앞으로 넘어질 듯이 종종걸음을 걷게 되는 것을 말한다. 또한, 나이가 들면서 머리를 흔드는 분들이 있는데, 소위 말하는 '체머리 흔든다'는 것으로 이것은 본태성 진전증에 속하며, 떠는 모습은 파킨슨과 비슷하지만 가만히 있을 때보다는 팔을 쭉 뻗었을 때, 그리고 물건을 집으려 할 때 더 많이 떨리는 것이 차이가 있다. 또한, 간질 발작에서도 의식 상실과 함께 손발이 떨리는 증상이 있는데, 이에 반해 뇌졸중 환자는 주로 손발이 마비가 되며, 특이한 경우 소뇌에 이상이 있을 때는 어떤 물건을 집거나 걸을 때에 손발을 떠는 경우가 있다. 그러므로 이처럼 손발이 떨리는 증상이 곧 중풍을 의미하지는 않지만, 이런 증상이 나타나면 가까운 한의원이나 한방병원에서 자세한 검사를 받아보고 진단을 받는 것이 좋다.

37. 양파나 마늘을 먹으면 정말로 중풍 예방이 되나?

양파의 성분 중에는 황화알릴이라는 성분이 있어 혈소판의 응집을 막아 혈전을 빨리 녹게 하는 효과가 있다. 양파는 고지방성 식품에 의해 피가 엉기는 것을 막거나 녹이는 놀라운 성분을 지니고 있어, 지방식에 날양파 또는 삶거나 튀긴 양파를 5~6g 먹인 다음 혈액검사를 해 보면 피가 엉기는 경향이 크게 줄어드는 것을 알 수 있다. 그러므로 혈액순환에 도움을 주어 뇌로 혈액이 잘 들어가게 해준다

마늘은 고혈압에 대한 전승되는 민간요법으로, 최근의 연구에 의해 효과가 확실해졌는데, 이것은 오랫동안 마늘을 먹어온 중국과 요즘 들어 널리 마늘을 먹고 있는 독일에서 고혈압 치료에 놀랄 만한 성과를 올리고 있는 것을 보면 알 수 있다.

마늘이 혈압을 낮춰 주는 것은 혈관을 확장시키기 때문일 것으로 추측되는데, 마늘 주스를 먹인 실험동물로 그 사실을 확인해 볼 수 있다. 마늘과 양파에 많이 함유되어 있는 아데노신은 혈관 평활근의 긴장을 풀어 주는 이완 약으로써 양파를 먹으면 혈압이 낮아지게 되는 이유가 되기도 한다. 그러나 이런 것만을 먹고는 중풍이 완전히 예방된다고 볼 수 없다. 단지 어느 정도 효과가 있다는 것이다. 또한, 체질에 따른 이로운 음식이 따로 있음으로 자기의 체질을 알고 복용하는 것이 바람직하다.

편집위원

한방병원장	:	임은철
행정원장	:	우정희
동서병원장	:	이오수
재활의학과 원장	:	정순열
영상의료원장	:	장혜숙
제5진료실원장	:	강준혁
제2진료실원장	:	박지민
제3진료실원장	:	박은영

박상동 박사의
중풍치료 50년

초판 1쇄 인쇄   2022년   4월 15일
초판 1쇄 발행   2022년   4월 25일

지 은 이 | 박상동, 박세진
펴 낸 이 | 박정태
편집이사 | 이명수   출판기획 | 정하경
편 집 부 | 김동서, 위가연, 전상은
마 케 팅 | 박명준, 박두리   온라인마케팅 | 박용대
경영지원 | 최윤숙

펴낸곳   BOOK STAR
출판등록   2006. 9. 8. 제 313-2006-000198 호
주소   파주시 파주출판문화도시 광인사길 161 광문각 B/D 4F
전화   031)955-8787
팩스   031)955-3730
E-mail   kwangmk7@hanmail.net
홈페이지   www.kwangmoonkag.co.kr

ISBN   979-11-88768-53-0   03510
가격   20,000원